DELÍCIAS DA
Izabel

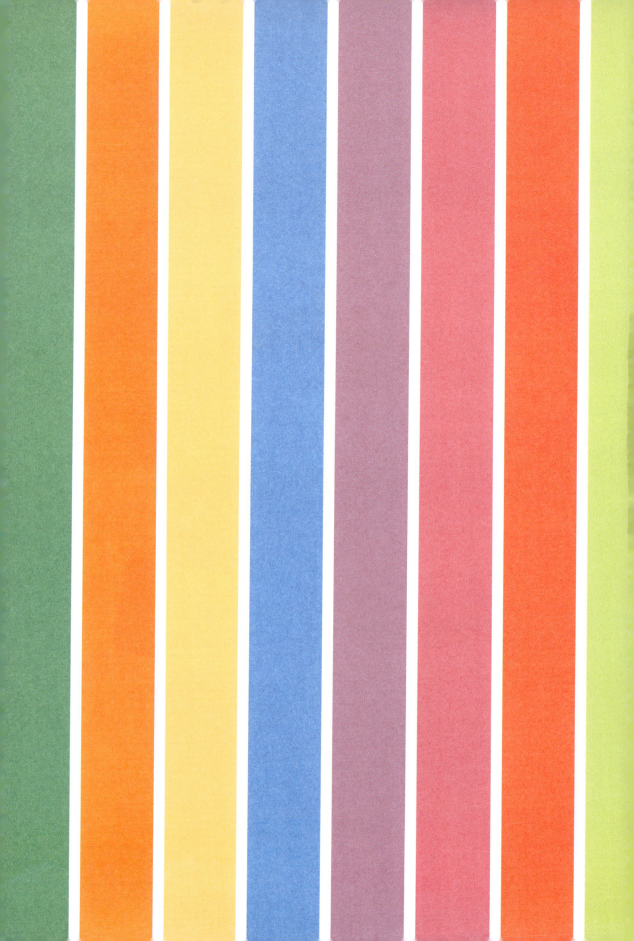

IZABEL ALVARES

DELÍCIAS DA
Izabel

As receitas low carb
que mudaram a minha vida

FOTOGRAFIA DE
CONSTANÇA SABENÇA

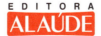

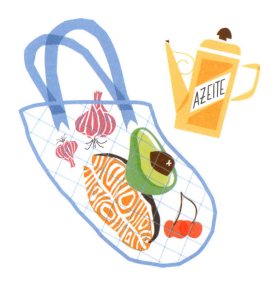

Para Fábio, Eduardo, Carmen
e em especial para a minha avó Sylvia,
que há 32 anos dedicou a mim seu livro
Rimas coloridas; agora é a minha vez.

8

apresentação,
por Paola Carosella

11

Minha infância e
meu amor por comida

18

café da manhã

48

pratos leves

76

jantares rápidos

124

petiscos

144

almoço de domingo

190

bebidas

208

sobremesas

236

índice alfabético

Apresentação

Por Paola Carosella

....

São muitas as pessoas que passaram e passam pela nossa frente quando se faz um programa como o MasterChef. Muitos são os cozinheiros e cozinheiras que chegam até nós três para nos provar, se provarem ou provar alguma coisa para alguém.

Quando se faz o programa, a vida dentro da cozinha é percebida, mas não chega a ser de fato vivenciada. O tempo no MasterChef é diferente, e as experiências são tão intensas que não sabemos, muitas vezes, se conseguiremos passar o sagrado da cozinha, o respeito a ela e aos ingredientes, o foco e a dedicação que ela de fato demanda. Não sabemos se de fato chegaremos a alcançar algum participante de forma que consigamos causar algum impacto na vida dele, por menor que seja. Mas sei também que, independentemente do nosso trabalho, independentemente do programa, quem deve agarrar a oportunidade transformadora que o MasterChef oferece são os próprios participantes.

Alguns ficaram e ficarão para sempre marcados no meu coração. E a Izabel é um desses participantes. A Izabel sabe cozinhar. Já sabia, antes do programa, que a cozinha é respeito, que a cozinha é tempo, que a cozinha é calma, que a cozinha é romance, que a cozinha é tradição. Sempre soube. Eu vi isso nela.

Lembro do prato que fez a Bel ganhar o avental. Lembro perfeitamente do ravióli de gema que conquistou todos nós. Lembro dos olhos da Bel na nossa frente, naquele cenário escuro da primeira avaliação. E me lembro da voz dela. Nunca vou me esquecer da voz trêmula, tímida mas corajosa. Lembro de ter falado para ela que, não importava o que acontecesse no programa, ela era uma cozinheira de alma e que ninguém nunca poderia tirar isso dela.

Não me esqueço do dia que eu vi a Izabel entrar na cozinha do MasterChef logo após ter vencido o programa. Ela tinha esse andar de ganhadora, um olhar de "eu sou vencedora", com o passo certeiro e firme que dizia "eu sei quem eu sou". Não deu, não consegui conter as lágrimas.

De todas as portas que se abrem e caminhos profissionais que o programa oferece, a oportunidade de provar a si mesmo, de se redescobrir e de enfrentar os próprios medos talvez seja a mais importante, difícil e radicalmente transformadora. E a Izabel passou por essa transformação. Ela se enfrentou e enfrentou todos os fantasmas juntos ao mesmo tempo.

Quando anos depois ela voltou aos estúdios do MasterChef, ela tinha esse olhar de triunfo. Mas não era o olhar de quem tinha apenas ganhado uma competição, era o olhar de alguém que se sentia triunfante na vida.

Este livro conta a história de uma garota linda e inteligente, que sofreu por muito tempo o peso da ridícula busca pela magreza e beleza dos padrões impostos cruelmente por um lado da sociedade. A história de uma garota apaixonada pela cozinha, que aprendeu a se amar e a se respeitar, que aprendeu a se alimentar amorosamente e que construiu uma vida em torno disso.

Parabéns, Izabel, pela coragem, sempre, pela coragem.

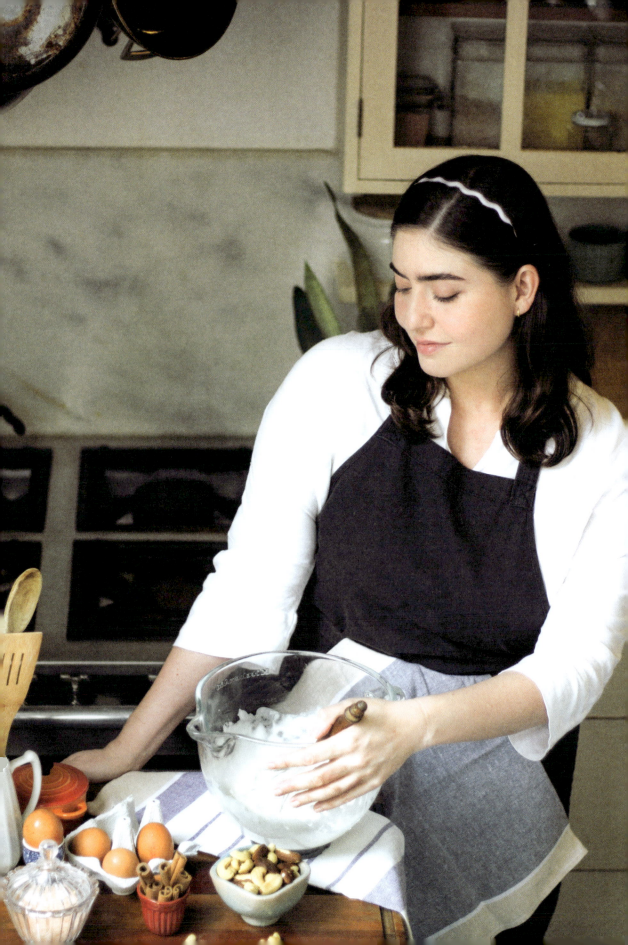

Minha infância
e meu amor por comida

Falar sobre alimentação é contar a história da minha vida. A primeira lembrança que tenho é a do sabor do bolo de laranja da minha avó. Bolo que me acompanhou a vida toda e que posso dizer, com absoluta certeza, é a minha comida preferida. Aliás, minha avó é a minha grande referência em termos de culinária. Foi com o livro de receitas dela que me inspirei para criar meu menu da final do MasterChef, e foi com ela também que aprendi a relacionar comida com afetividade, o que é maravilhoso, mas que também pode ser muito perigoso.

Sou filha e neta única e sempre fui rodeada de amor por todos os lados. Meus pais sempre me deram muita atenção e suporte, mas, durante a minha primeira infância, vivi momentos de muita saudade e falta de ambos, já que meu pai é cantor de ópera, com uma carreira internacional, e minha mãe viajava bastante com ele para a Europa.

Durante essas viagens, eu acabava passando longos períodos na casa dos meus avós – longos para uma criança, claro. Às vezes duas semanas, às vezes um mês, muitos fins de semana. Era um carrossel de emoções para mim. Eu amava estar com meus avós, mas tinha picos de muita saudade. A casa deles era bem grande e, quando não estávamos lá, estávamos no sítio – ou seja, não faltava espaço para brincar muito, mas o que eu gostava de verdade era de COMER.

Hoje vejo que essa vontade de comer que nunca acabava era uma ansiedade gerada por essa saudade da minha casa, do meu quarto e dos meus pais. Uma tentativa constante de preencher um buraco que não tinha fim. O prazer imediato do tostex de queijo, da batata frita, dos bolos, pavês e biscoitos recheados, isso tudo me dava conforto e segurança, uma alegria que sinto até hoje quando como determinadas coisas.

O "vício" em comida era tanto que eu dava um jeito de inserir o universo da alimentação até na hora de me divertir. Havia duas brincadeiras que eu adorava. A primeira era brincar de viajar de avião. Parece maluquice, né? Amava sentar em uma poltrona confortável, ligar a televisão e fingir que estava viajando para algum lugar, de primeira classe, claro! Aí me levantava e me transformava na comissária de bordo. Pegava uma bandeja bem bonita e colocava sanduichinhos, fatias de bolo, achocolatado e refrigerante. Sentava novamente e me servia, agora como passageira. Ficava horas, às vezes passava o dia todo assim. A outra brincadeira era tomar xarope para gripe. Sabe aquela calda de chocolate muito doce, que vinha em um tubo? Pois bem, pegava uma colher, enchia de calda e brincava de tomar xarope e curar a gripe que não existia. Repetia a dose muitas e muitas vezes, claro.

Foram anos "brincando de comer" e, como era esperado, o bebê magrinho e comprido foi, aos poucos, se tornando uma criança gordinha. Aos 9 anos, estava bem cheinha e assim foi até os meus 12 anos, quando virei "mocinha" e tudo no meu corpo mudou.

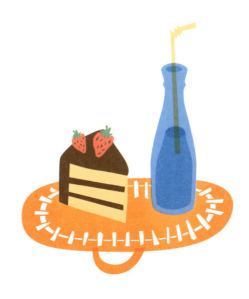

Como engordei de vez

No comecinho da puberdade, eu era, sem dúvida, a menina mais alta da classe e a maior também. Dei uma espichada e, de gordinha, passei a ter aquele corpo de adolescente meio estranho, desengonçado e muito diferente de algumas meninas da minha turma, que ainda eram magrinhas e com o corpo certinho para a idade.

Eu me sentia estranhíssima, mas, por algum motivo, percebi que o fato de ser maior e mais desenvolvida do que muitas meninas da minha idade atraía os meninos. Por um bom tempo, fui muito popular e namorei bastante.

Essa foi uma fase engraçada, pois foi quando comecei a fazer dietas e a cozinhar também. Eu e algumas amigas queridas, aos 12, 13 anos, todas fazíamos dieta. Um absurdo completo! Tudo para ficarmos parecidas com as meninas das revistas, para nos enquadrarmos em um padrão que só existia na nossa cabeça. Vejo as nossas fotos hoje e éramos todas lindas e fazíamos sucesso com os meninos também, ou seja, tudo maluquice da nossa cabeça.

Aos 14 anos, vivia uma montanha-russa. Cozinhava massas, fazia bolos e biscoitos e, do nada, compensava com dietas loucas, de muita restrição. Umas das mais radicais foi a dieta da maçã, que, como o nome diz, consiste em se alimentar somente de maçãs. Resultado: fiquei muito magra e quase morri. Tive uma apendicite supurada que me deixou um mês no hospital. Meu corpo estava muito fraco para superar a infecção e isso trouxe muitas complicações. Lembro que, no dia em que recebi alta, me olhei no espelho e foi a única vez que enxerguei o tal corpo ideal, ou seja, o que eu queria era um corpo "doente". Pedi para uma enfermeira uma balança e qual não foi meu espanto? Estava pesando 59 quilos! Foi a única vez desde então que pesei menos de 60 quilos. Tenho 1,71 metro desde os 12 anos.

A felicidade de estar tão magrinha durou pouco, pois, durante a minha recuperação, logo começou o efeito rebote. Passei a comer compulsivamente, acho que para compensar tudo o que tinha deixado de comer antes. Saí do hospital e fui para a casa dos meus avós e lá fiquei por dez dias. Acho que só ali já ganhei uns 5 quilos. Comia desesperadamente e segui comendo, fazendo dietas malucas, sanfonando loucamente até os meus 32 anos, quando pesava 108 quilos e entrei no MasterChef Brasil. Foi aí que tudo mudou.

MasterChef e gordofobia

A minha obsessão pela comida não se limitava a comer. Cozinhar também fazia parte, e muito. No período em que fui mais gorda, gastava boa parcela do meu salário em supermercados, reproduzindo receitas que via na TV e lia em livros. Fazia tudo em quantidades absurdas, ou seja, o meu prazer era duplo: cozinhar e depois ter uma compulsão.

Sempre quis trabalhar com gastronomia, mas, quando fui escolher minha profissão, no começo dos anos 2000, ser chef de cozinha estava fora de cogitação. Era uma profissão desvalorizada no Brasil e não havia quase nenhuma escola de formação superior de qualidade. Segui então o caminho da comunicação social e abri com alguns amigos uma produtora de eventos. Era feliz profissionalmente, mas sabia que a minha paixão estava na comida. Era só nisso que pensava e continuo pensando até hoje.

Quando se abriram as inscrições para o MasterChef 2015, corri para o computador e enviei meu vídeo. Nunca imaginei que seria escolhida entre 12 mil pessoas para participar da competição, menos ainda que ganharia o programa. Agora, o que eu nunca imaginei, de verdade, é que sofreria tanto com a gordofobia.

Mesmo obesa, acho que nunca havia sido chamada de "gorda" por alguém. Foi um choque quando acordei um dia e entrei no meu Instagram para dar de cara com a seguinte frase em letras garrafais: "SUA GORDA NOJENTA". Eram várias mensagens, mais de cem por dia: xingamentos, julgamentos de caráter e ódio, tudo sempre vinculado ao meu peso.

Isso me trouxe uma dor enorme, que nunca havia sentido até então. Mexeu com a minha autoestima profundamente. Passei a me ver na TV e concordar com tudo o que lia sobre mim. "Realmente, eu sou muito gorda e nojenta", pensei muitas vezes. Tive psoríase, uma doença de pele autoimune, com lesões horríveis nos pés. É uma doença que pode ser desencadeada por estresse e sei que esse foi meu caso. Muitas vezes, não conseguia andar de tanta dor. No final das contas, foi por causa dela que encontrei uma nova forma de enxergar meu corpo e minha alimentação. Eu estava muito abalada emocionalmente, com uma doença sem cura. Desesperada, fui procurar tratamento através da minha alimentação.

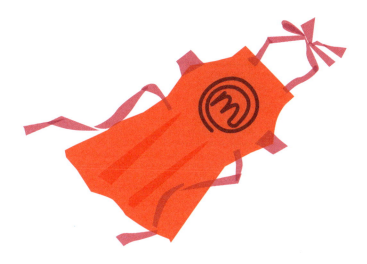

Abrindo a cortina

Estava péssima. Feliz por ter ganhado o programa, mas com muitas dores e me sentindo muito mal. Tinha milhares de seguidores nas redes sociais, mas tinha medo de postar fotos, pois sabia que, entre muitos elogios e carinho dos meus fãs, sempre apareceria uma mensagem de ódio, um tapa na cara. Engraçado como damos muito mais atenção às críticas, mesmo quando recebemos muito mais elogios. Isso tudo só piorava a minha doença.

Já me sentia sem nenhuma alternativa, mesmo depois de pesquisar tanto sobre o assunto. Li um livro chamado *Barriga de trigo*, que explicava o quanto o glúten é inflamatório e causador de diversas doenças, entre elas as autoimunes. Resolvi então fazer um protocolo de alimentação autoimune para ver se as lesões melhoravam. Segui à risca a recomendação médica do que deveria comer e do que deveria cortar. Essa "dieta" nada mais era do que uma alimentação low carb com outro nome.

Passei a comer à vontade. Legumes (menos batata, inhame e outras raízes ricas em amido), verduras, queijos curados com teor normal de gordura (nada de queijo light nem queijos processados), linhaça triturada, frutas vermelhas frescas, castanhas cruas, gorduras boas como azeite de oliva extra virgem, óleo de coco e abacate, todas as carnes, ovos e temperos frescos. Cortei tudo o que era inflamatório: produtos feitos com trigo e seus derivados (como pães, massas, bolos etc.), aveia, amido e fécula de batata, mel, melado, todos os tipos de açúcar, doces, cerveja, proteína de soja e refrigerante.

Após duas semanas seguindo a "dieta", percebi mudanças claras sobre meu olhar para todos os alimentos. A sensação de vazio a ser preenchido com a comida foi embora. A Izabel de 3 anos de idade que, na festinha de aniversário da amiguinha, só se sentia completa comendo três brigadeiros ao mesmo tempo desapareceu. O "vício" no açúcar e o prazer cerebral imediato que a insulina traz acabaram.

Resultado? De abril a dezembro de 2016, emagreci 42 quilos, curei a psoríase e abri meus olhos para uma nova forma de me alimentar e de cozinhar.

A low carb é realmente um milagre! Faz entender o que é fome. Permite que você coma até ficar saciado, melhora a sua pele, reduz inflamações e dá energia. Eu via o mundo através de uma cortina de açúcar e agora, após mais de 30 anos pensando em comida sem parar, tudo mudou. Poder comer sem medo, dominando o alimento e não sendo dominada, é maravilhoso.

Este livro é a celebração dessa descoberta e dessa mudança. São receitas que fazem parte do meu cotidiano, divididas entre todas as refeições. Um apanhado do melhor que aprendi nos últimos anos, pratos que seguirão comigo para sempre, ao lado do livro de receitas da minha avó.

Sim, eventualmente, ainda como o bolo de laranja dela. Afinal, ela tem 92 anos e comer é uma das melhores formas de mantermos vivas as lembranças de pessoas especiais, viagens, de momentos de celebração e também de dor. Para mim, o maior segredo de emagrecer e se manter magro é o equilíbrio. "Disciplina é liberdade", já dizia Renato Russo. Então, trago receitas deliciosas para ajudar com essa disciplina, pois quero que você saiba ser livre também.

Hoje posso dizer com tranquilidade que finalmente eu me amo muito como sou e estou aqui para ajudar você na sua jornada de transformação. Não se esqueça: acima de qualquer coisa, alimento é amor e comer bem é se amar.

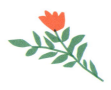

CAFÉ DA MANHÃ • CAFÉ DA MANHÃ •

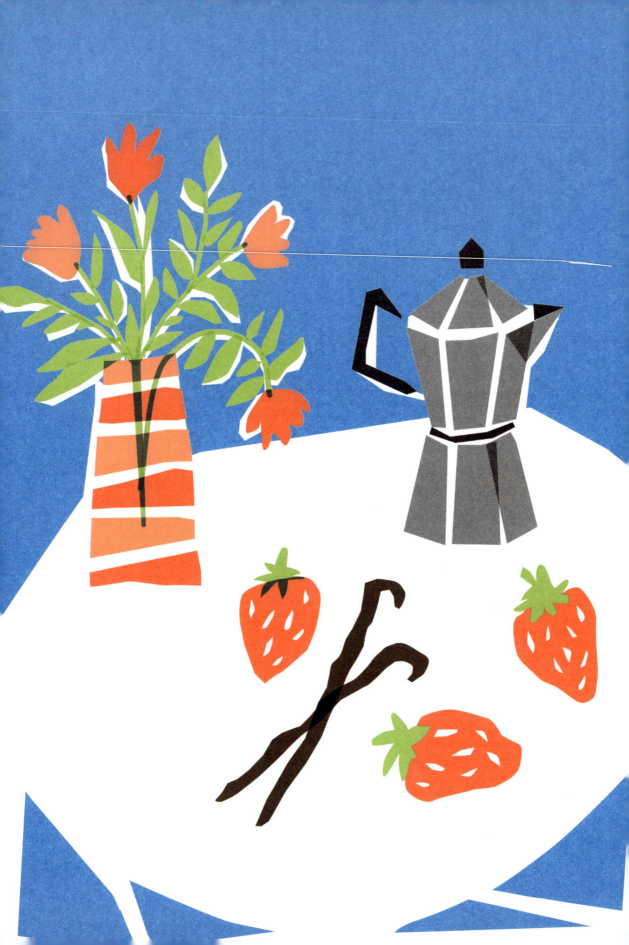

Muffin de mirtilo e cream cheese

rendimento 6 porções • *tempo de preparo* 1 hora • *nível de dificuldade* Médio

½ xícara de farinha de coco
1 colher (chá) de fermento químico em pó
uma pitada de canela em pó
uma pitada de goma xantana (opcional)
4 colheres (sopa) de cream cheese
50 g de manteiga amolecida

¼ de xícara de adoçante culinário em pó (recomendo xilitol) + 2 colheres (sopa)
3 ovos
½ colher (chá) de essência de baunilha
¼ de xícara de creme de leite fresco
⅓ de xícara de mirtilo fresco

1. Preaqueça o forno a 180 °C.
2. Em uma tigela, coloque a farinha, o fermento, a canela e a goma xantana. Mexa tudo muito bem. Reserve.
3. Na batedeira ou com um batedor de arame (fouet), bata em outra tigela o cream cheese com a manteiga e o adoçante, até ficar um creme bem fofinho e homogêneo.
4. Ainda na batedeira, acrescente 1 ovo e bata bem. Sem parar de bater, junte ⅓ da mistura de ingredientes secos reservada e bata bem. Coloque mais 1 ovo e continue batendo bem, acrescente metade dos ingredientes secos que sobraram e continue batendo sem parar. Repita o processo pela última vez com mais 1 ovo e o restante dos ingredientes secos.
5. Finalize acrescentando a essência de baunilha e o creme de leite fresco. Bata por mais 1 minuto, desligue a batedeira e adicione delicadamente, com a ajuda de uma espátula, os mirtilos.
6. Coloque a massa em forminhas para cupcakes de silicone ou de papel, enchendo apenas ⅔ de cada forminha. Salpique 2 colheres (sopa) de adoçante por todos os bolinhos e asse por 25 minutos.

> Para saber se os muffins estão prontos, espete-os com um palito: se sair seco, é porque está assado. Sirva quente ou em temperatura ambiente.

Mingau frio de chia com amêndoas

rendimento 4 porções • *tempo de preparo* 5 minutos + 2 horas na geladeira
nível de dificuldade Fácil

....

½ xícara de creme de leite fresco
1 xícara de leite de amêndoa
uma pitada de sal
4 colheres (sopa) de adoçante culinário em pó (recomendo xilitol)
1 colher (sopa) de essência de baunilha
½ xícara de chia

Em uma tigela, misture todos os ingredientes do mingau. Deixe descansar por 5 minutos, misture bem novamente, e leve à geladeira por 2 horas antes de servir.

> Coma puro ou finalize com amêndoa laminada e frutas vermelhas de sua escolha.

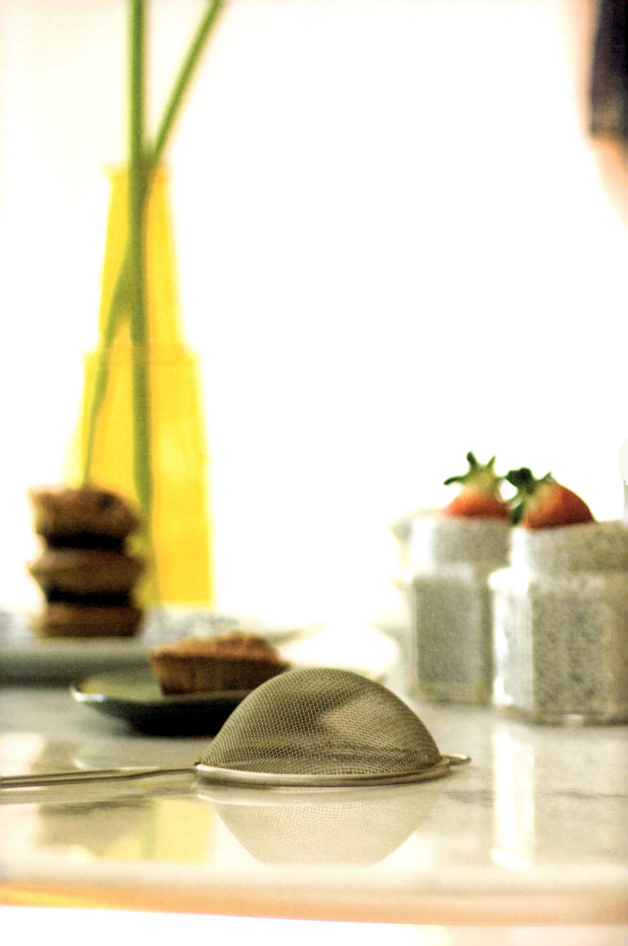

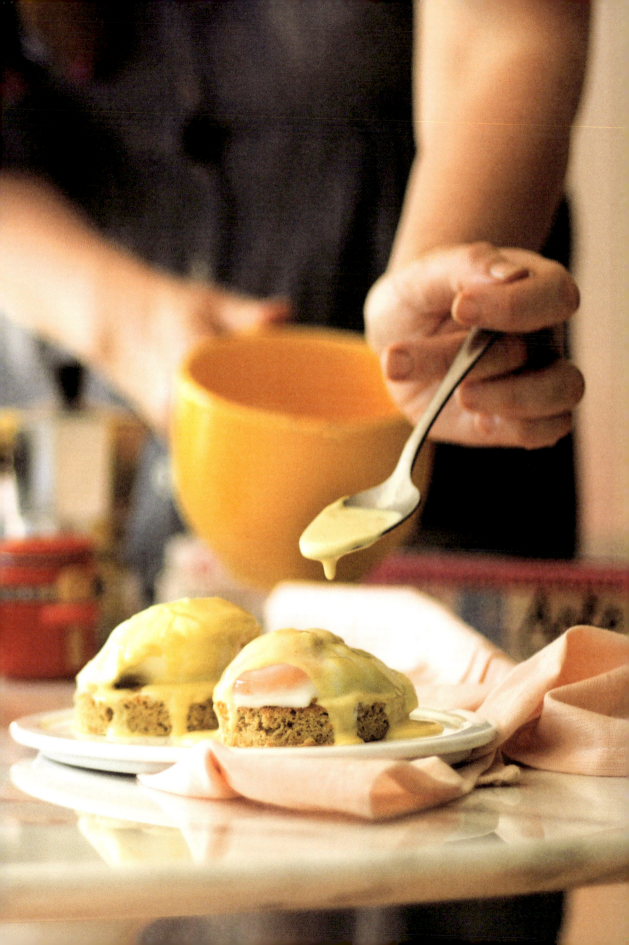

Ovos beneditinos no pão nuvem

rendimento 6 porções • *tempo de preparo* 1 hora • *nível de dificuldade* Difícil

Pão nuvem
2 ovos
1 colher (chá) de fermento químico em pó
2 colheres (sopa) de cream cheese

Ovos poché
1 litro de água
200 ml de vinagre de maçã
   (ou qualquer outro vinagre claro)
6 ovos
sal e pimenta-do-reino a gosto

Molho hollandaise
250 g de manteiga
suco de 1 limão-siciliano
2 colheres (sopa) de água
1 colher (chá) de sal
pimenta-do-reino branca a gosto
3 gemas

Montagem
6 fatias de presunto cru

Pão nuvem
1. Preaqueça o forno a 150 °C.
2. Bata as claras em neve com o fermento em pó, até formar picos firmes. Em outra tigela, bata com a ajuda de um garfo as duas gemas com o cream cheese, até obter um líquido homogêneo. Com uma espátula, incorpore delicadamente esse líquido às claras em neve, até que tudo fique bem misturado.
3. Em uma fôrma forrada com papel-manteiga, coloque colheradas dessa mistura distantes a, pelo menos, 3 cm umas das outras. Com as costas da colher, achate delicadamente a massa, formando disquinhos.
4. Leve ao forno e asse por 20 minutos. Reserve.

Ovos poché

1. Em uma panela média, coloque a água e o vinagre e mexa bem. Leve ao fogo alto e deixe a mistura ferver.
2. Em uma tigela pequena, abra 1 ovo, com cuidado para não estourar a gema. Quando a água ferver, diminua o fogo e aguarde as bolhas da fervura diminuírem, até quase cessarem. Pegue uma colher ou um fouet, mexa bem a água em movimentos circulares, até formar um redemoinho. Coloque delicadamente o ovo no centro desse redemoinho e não mexa mais. Deixe cozinhar por 4 minutos.
3. Em uma outra tigela, junte água gelada e gelo. Reserve.
4. Retire o ovo da panela e ponha na tigela com água e gelo.
5. Na hora de servir, é só colocar rapidamente em água morna e temperar com sal e pimenta-do-reino.
6. Faça todos os passos separadamente com cada ovo que será servido.

> Para que os ovos pochés fiquem no ponto certo, é importante que os ovos estejam bem frescos. Evite usar os que já estejam há muito tempo na geladeira.

Molho hollandaise

1. Derreta a manteiga e reserve.
2. Em uma panela média, coloque metade do suco de limão e a água. Acrescente o sal, a pimenta e as gemas e leve ao fogo baixo/médio, em banho-maria, mexendo sem parar com um batedor de arame (fouet), por 3 minutos.
3. Retire do fogo e acrescente a manteiga, em fio, pouco a pouco, sem parar de mexer, até obter um molho com estrutura similar à de uma maionese.
4. Adicione o restante do suco de limão e sirva imediatamente ou mantenha em banho-maria, em fogo muito baixo, para não cozinhar os ovos e talhar.

Montagem

Coloque sobre o prato de servir: 1 pão nuvem, 1 fatia de presunto cru sobre ele e, por cima, o ovo poché. Finalize regando com o molho hollandaise. Sirva imediatamente.

Iogurte caseiro de morango

rendimento 6 porções • ***tempo de preparo*** 10 minutos + 12 horas • ***nível de dificuldade*** Fácil

....

1 litro de leite integral

1 pote (170 g) de iogurte natural integral e sem sabor

1 xícara de morangos lavados cortados ao meio

2 colheres (sopa) de adoçante culinário em pó (recomendo xilitol, mas é opcional)

1. Em uma panela, ferva o leite. Assim que ferver, desligue o fogo e, com a panela destampada, espere amornar até chegar a 50 °C. Se não tiver um termômetro culinário, aguarde cerca de 10 minutos.
2. Se, ao esfriar, o leite tiver formado nata, retire-a e junte o iogurte. Misture muito bem. Tampe a panela, envolva-a com um pano de prato e guarde dentro do forno desligado por 12 horas. Passadas as 12 horas, o iogurte estará pronto.
3. Transfira o iogurte para um liquidificador, acrescente os morangos e o adoçante, e bata.
4. Leve à geladeira e mantenha refrigerado.

> Conserve o iogurte por até 1 semana na geladeira. Se quiser, antes de misturar os morangos, reserve 1 pote (170 g) desse iogurte para fazer a próxima leva.

Granola de oleaginosas

rendimento 500 g • ***tempo de preparo*** 30 minutos • ***nível de dificuldade*** Fácil

1 xícara de amêndoa com pele sem sal
1 xícara de castanha de caju sem sal
1 xícara de castanha-do-pará sem sal
1 xícara de nozes sem sal
1 xícara de coco seco flocado sem açúcar
½ xícara de óleo de coco
½ xícara de adoçante culinário em pó (recomendo xilitol)

1. Preaqueça o forno a 180 °C.
2. Triture grosseiramente, em um processador ou em um liquidificador, a amêndoa, a castanha de caju, a castanha-do-pará e as nozes e transfira para uma tigela. Acrescente o coco seco flocado e misture. Na sequência, coloque o óleo e, com as mãos, misture tudo muito bem, para garantir que todas as oleaginosas fiquem untadas. Adicione o adoçante culinário e misture mais um pouco.
3. Transfira a mistura para uma assadeira e espalhe bem. Asse por 20 minutos, mexendo com uma colher a cada 5 minutos, para garantir que tudo asse por igual. A granola estará pronta quando dourar bem.

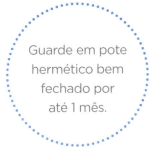

Guarde em pote hermético bem fechado por até 1 mês.

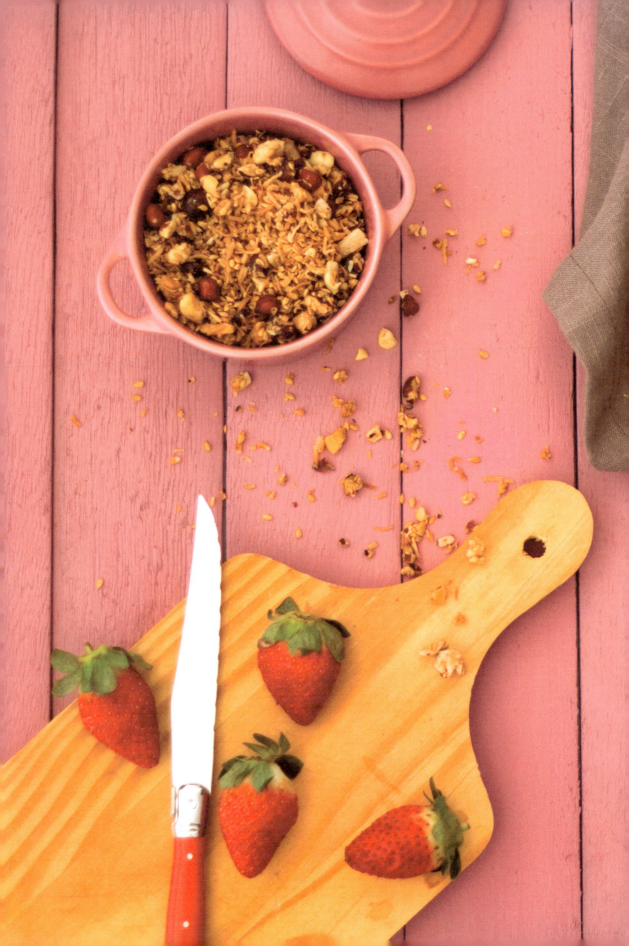

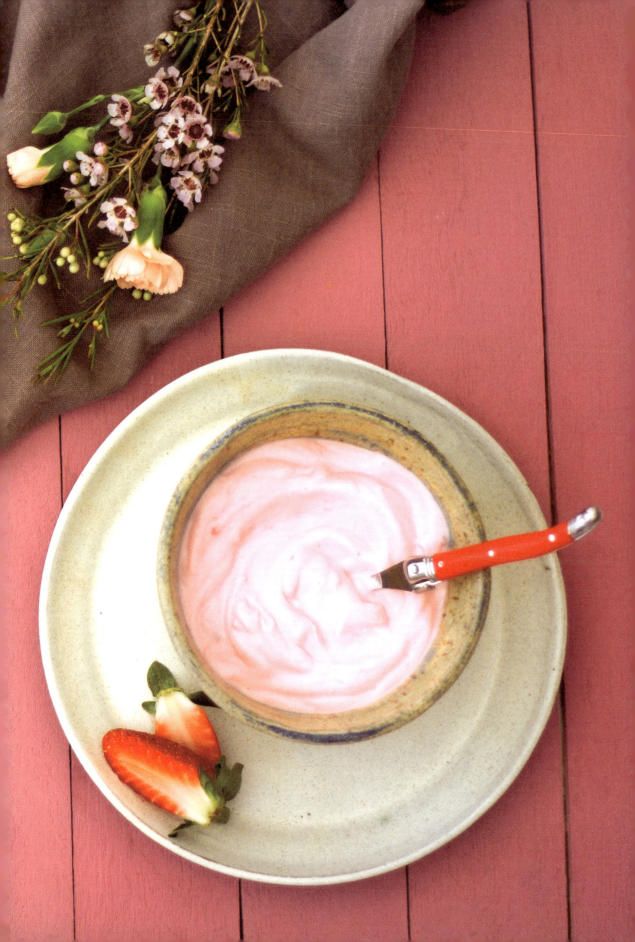

Pão de queijo funcional

rendimento *20 unidades* • ***tempo de preparo*** *30 minutos* • ***nível de dificuldade*** *Fácil*

300 g de queijo meia cura

100 g de queijo parmesão ralado

2 ovos

1 colher (chá) de fermento químico em pó

2 colheres (sopa) de chia (opcional)

1. Preaqueça o forno a 180 °C.
2. Coloque todos os ingredientes, exceto a chia, em uma tigela e misture até formar uma massa.
3. Faça bolinhas com a massa e salpique a chia por cima.
4. Leve ao forno para assar em forminhas ou diretamente em uma assadeira por cerca de 25 minutos, ou até dourar.

Ovo mexido cremoso com bacon

rendimento *2 porções* • ***tempo de preparo*** *20 minutos* • ***nível de dificuldade*** *Fácil*

4 ovos
1 colher (sopa) de manteiga
sal e pimenta-do-reino a gosto
azeite para fritar
200 g de bacon cortado em cubos

1. Em uma tigela, bata os ovos até espumarem um pouco.
2. Em uma frigideira antiaderente, leve a manteiga ao fogo alto. Quando ela derreter, diminua bem o fogo e junte os ovos batidos. Em fogo baixo, e com a ajuda de um garfo, mexa bem, mas delicadamente, os ovos para que não queimem. Depois que ficarem cremosos, retire do fogo e reserve.
3. Em outra frigideira, coloque um pouco de azeite e frite o bacon até dourar.
4. Junte o bacon aos ovos e sirva quente.

> Para os ovos ficarem bem cremosos, você só precisa mexer sem parar, em fogo bem baixo, até atingir a textura desejada.

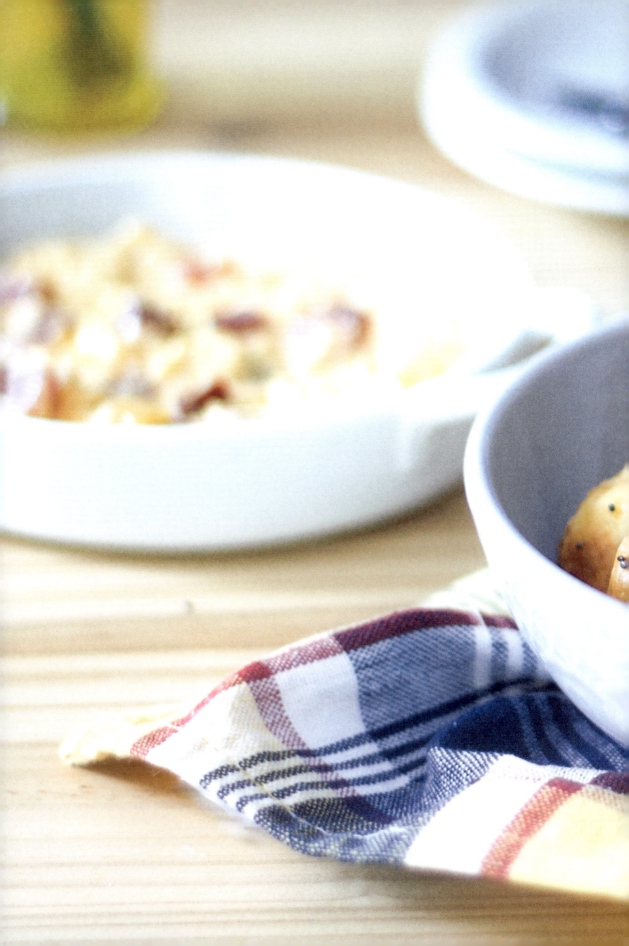

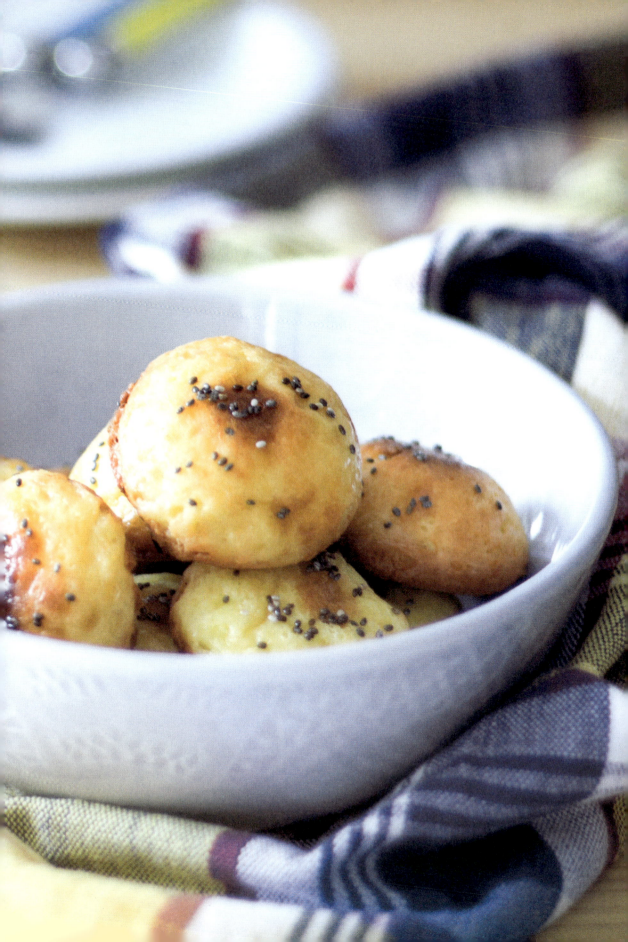

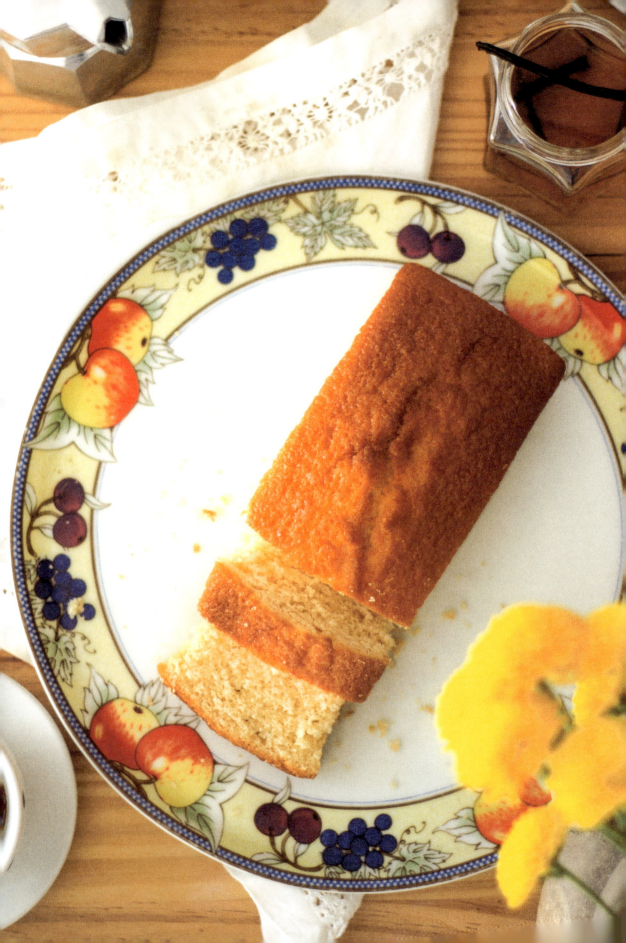

Bolo de baunilha da vovó

rendimento 8 fatias • ***tempo de preparo*** 1 hora • ***nível de dificuldade*** Fácil

⅔ de xícara de farinha de amêndoa
1 colher (sopa) de fermento químico em pó
3 colheres (sopa) de adoçante culinário em pó (recomendo xilitol)
4 ovos
1 colher (sopa) de essência de baunilha
½ xícara de manteiga derretida
óleo de coco para untar (opcional)

1. Preaqueça o forno a 180 °C.
2. Em uma tigela, misture a farinha de amêndoa, o fermento e o adoçante.
3. Acrescente os ovos, a essência de baunilha e misture bem. Em seguida, acrescente a manteiga e misture bem novamente.
4. Transfira a massa para uma fôrma de bolo inglês de silicone ou para uma fôrma tradicional untada com óleo de coco e forrada com papel-manteiga.
5. Leve ao forno e asse por 25 a 30 minutos.

> Para saber se está pronto, espete o centro do bolo com um palito, que deve sair seco.

Pão de coco e linhaça

rendimento 1 porção • **tempo de preparo** 10 minutos • **nível de dificuldade** Fácil

....

1 ovo
1 colher (sopa) de farinha de linhaça
1 colher (sopa) de farinha de coco
sal e pimenta-do-reino a gosto
½ colher (chá) de fermento químico em pó
um fio de azeite

1   Com um garfo, bata muito bem o ovo inteiro até espumar. Acrescente as farinhas e tempere com sal e pimenta. Adicione o fermento e misture mais um pouco.

2   Em uma frigideira antiaderente média, coloque um fio de azeite e despeje a massa. Deixe dourar de um lado, por 2 minutos, com a frigideira tampada. Vire e repita o processo (como uma panqueca). Retire do fogo e reserve.

> Este pão pode ser congelado por até 3 meses. Recheie com os frios de sua preferência. Toste em uma sanduicheira ou em uma frigideira com um pouco de manteiga.

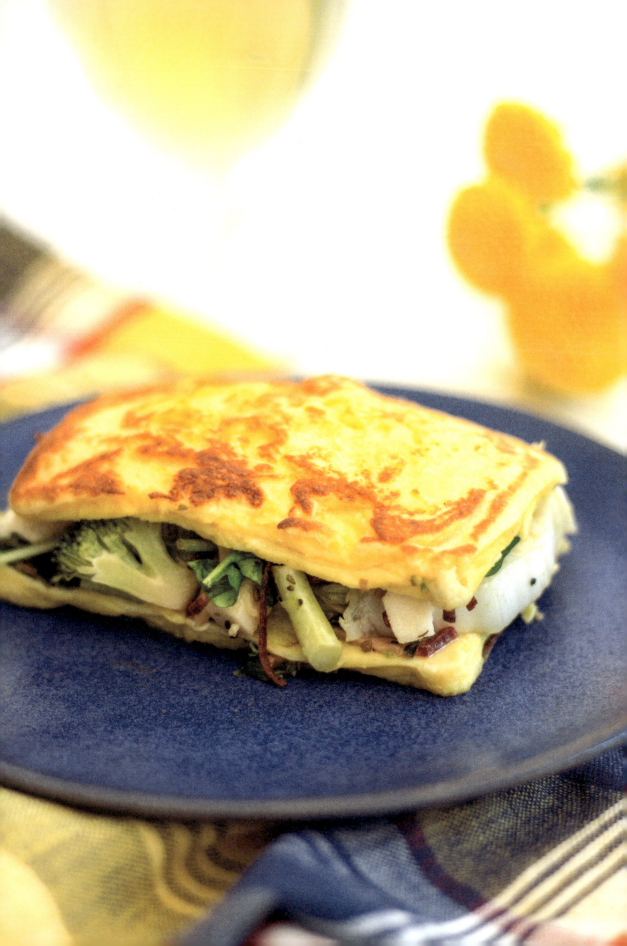

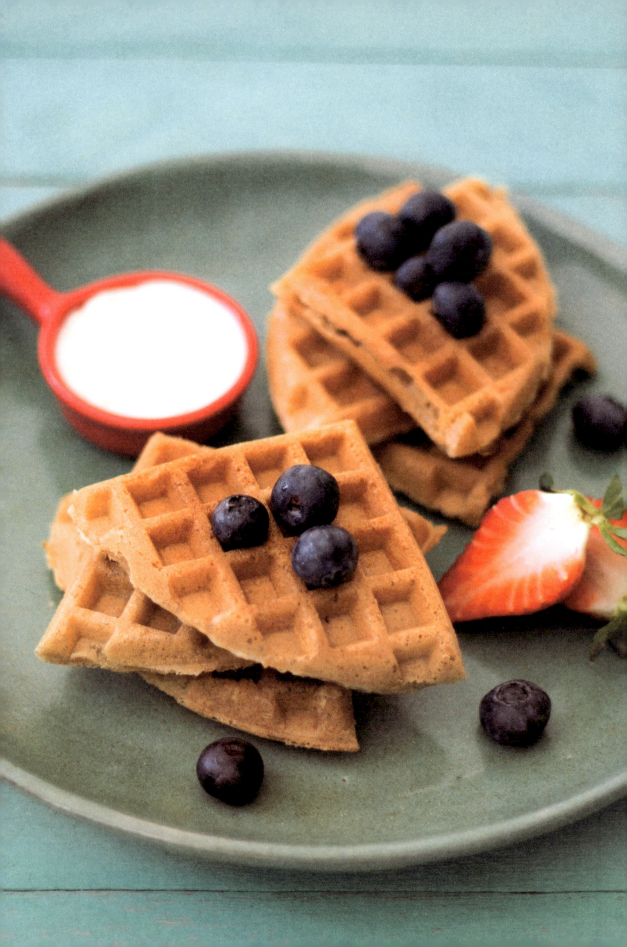

Waffle

rendimento *5 porções* • ***tempo de preparo*** *30 minutos* • ***nível de dificuldade*** *Fácil*

5 ovos
4 colheres (chá) de farinha de coco
4 colheres (chá) de adoçante culinário em pó (recomendo xilitol)
1 colher (chá) de fermento químico em pó
½ xícara de manteiga derretida
3 colheres (chá) de leite integral
2 colheres (chá) de essência de baunilha
manteiga ou óleo de coco para untar

1. Em uma tigela, bata as claras em neve, até formar picos firmes.
2. Em outra tigela, bata bem as gemas, a farinha de coco, o adoçante e o fermento. Acrescente a manteiga aos poucos e, depois, o leite e a baunilha.
3. Por fim, com a ajuda de uma espátula, incorpore delicadamente as claras em neve a essa mistura, de forma a manter o máximo de ar possível na massa e garantir waffles fofinhos.
4. Unte a máquina de fazer waffle com um pouco de manteiga ou óleo de coco, despeje a massa e asse até dourar.

Sanduíche de micro-ondas

rendimento *2 porções* • ***tempo de preparo*** *10 minutos* • ***nível de dificuldade*** *Fácil*

2 ovos
4 colheres (sopa) de requeijão
2 colheres (chá) de fermento químico em pó
sal e pimenta-do-reino a gosto
fatias de frios e/ou de queijos de sua preferência

1. Coloque os ovos, o requeijão e o fermento em uma tigela, tempere com sal e pimenta e mexa bem, até formar um creme.
2. Pegue dois pratos rasos que possam ir ao micro-ondas e espalhe metade dessa mistura em cada um deles.
3. Coloque um de cada vez no micro-ondas, por 1 minuto e 30 segundos, ou até a mistura secar e virar um pão. Retire do micro-ondas e aguarde esfriar um pouco antes de manusear.
4. Retire dos pratos as duas "fatias de pão" que se formaram, recheie com os frios de sua preferência, feche como um sanduíche e toste em uma sanduicheira ou em uma frigideira com um pouquinho de manteiga.
5. Sirva imediatamente!

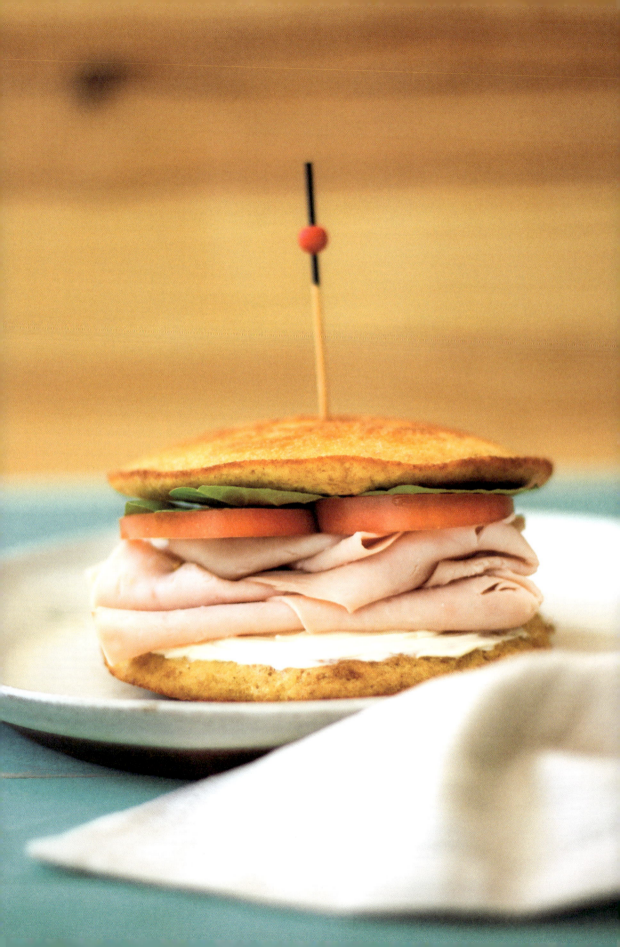

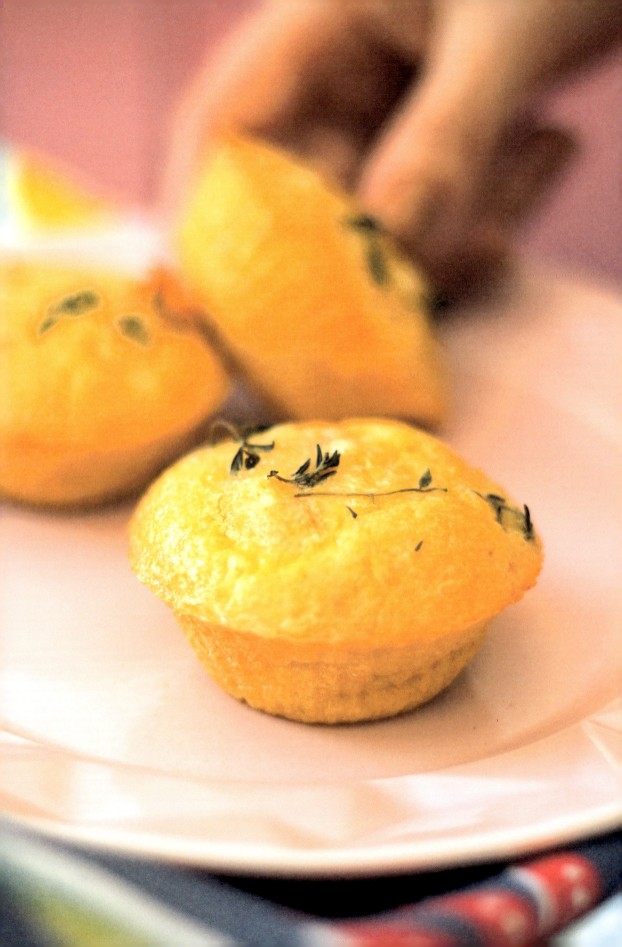

Muffin de queijo e peru

rendimento 6 porções • *tempo de preparo* 20 minutos • *nível de dificuldade* Fácil

....

4 ovos

¼ de xícara de manteiga derretida

½ colher (chá) de sal

pimenta-do-reino a gosto

¼ de xícara de água

⅓ de xícara de farinha de coco

¼ de xícara de queijo parmesão ralado

¼ de xícara de peito de peru picado

2 colheres (sopa) de cebolinha picada

1. Preaqueça o forno a 200 °C.
2. Misture bem os ovos, a manteiga, o sal e a pimenta-do-reino.
3. Acrescente a água e a farinha de coco e mexa bem, até a massa ficar homogênea. Coloque o parmesão, o peito de peru e a cebolinha e misture bem.
4. Despeje a massa em forminhas para muffin de silicone ou de papel e asse por 12 a 15 minutos.

> Congele os muffins por até 3 meses. Você pode colocar na geladeira na noite anterior e aquecer ao acordar ou levar para o trabalho.

Panquecas de cream cheese

rendimento 2 porções • *tempo de preparo* 5 minutos • *nível de dificuldade* Fácil

....

2 ovos
⅓ de xícara de cream cheese
sal e pimenta-do-reino a gosto
manteiga para untar

No liquidificador, bata por 2 minutos os ovos, o cream cheese, o sal e a pimenta. Unte uma frigideira pequena com manteiga. Divida a massa pela metade e faça as panquecas, dourando dos dois lados. Sirva quente ou em temperatura ambiente.

Geleia de frutas vermelhas

rendimento 250 g • *tempo de preparo* 10 minutos • *nível de dificuldade* Fácil

....

2 xícaras de frutas vermelhas de sua preferência
    (pode ser morango, amora, framboesa, mirtilo, cereja)
suco de ½ limão
4 colheres de adoçante culinário em pó (recomendo xilitol)

Em uma panela, junte todos os ingredientes. Leve ao fogo baixo e deixe as frutas cozinharem até amolecerem e o líquido secar, por cerca de 10 minutos.
Não mexa muito para que as frutas não se despedacem.
Depois de pronta, leve à geladeira.

> Guarde em pote hermético bem fechado na geladeira por até 20 dias.

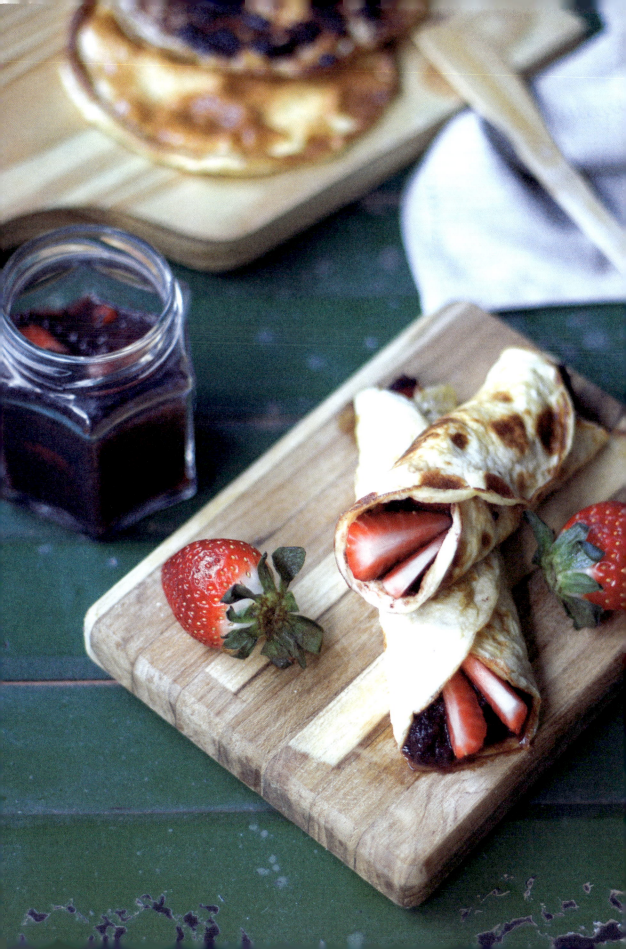

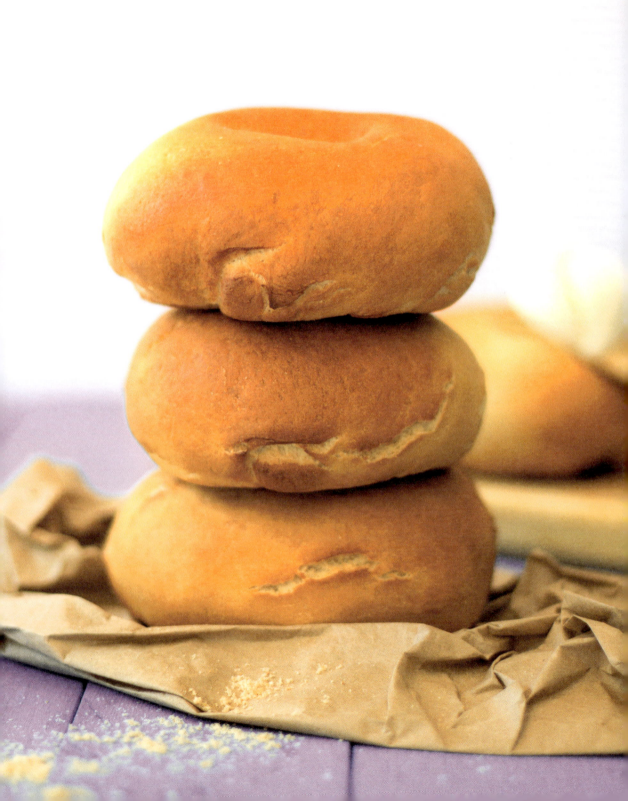

Bagel com farinha de coco

rendimento 6 unidades • ***tempo de preparo*** 25 minutos • ***nível de dificuldade*** Médio

½ xícara de farinha de coco
2 colheres (chá) de fermento químico em pó
3 colheres (sopa) de cream cheese
2½ xícaras de queijo mozarela ralado
3 ovos batidos
2 colheres (sopa) de manteiga derretida
2 colheres (sopa) de chia (opcional)

1. Preaqueça o forno a 200 °C e forre uma assadeira com papel-manteiga.
2. Em uma tigela, misture a farinha de coco com o fermento e reserve.
3. Em outra tigela ou em uma panela, misture o cream cheese e o queijo mozarela e derreta no micro-ondas por 1 minuto ou em fogo baixo.
4. Fora do fogo e em uma tigela fria, junte a mistura de queijo com os ovos batidos com um garfo e a manteiga, e mexa bem.
5. Finalize, acrescentando a farinha de coco com o fermento. Amasse para homogeneizar os ingredientes. Você obterá uma massa levemente grudenta e molhada.
6. Divida a massa em 6 partes, modele roscas e distribua-as na assadeira forrada. Se quiser, salpique-as com a chia. Asse por 12 a 16 minutos, ou até que os bagels estejam dourados.

· PRATOS LEVES · PRATOS LEVES ·

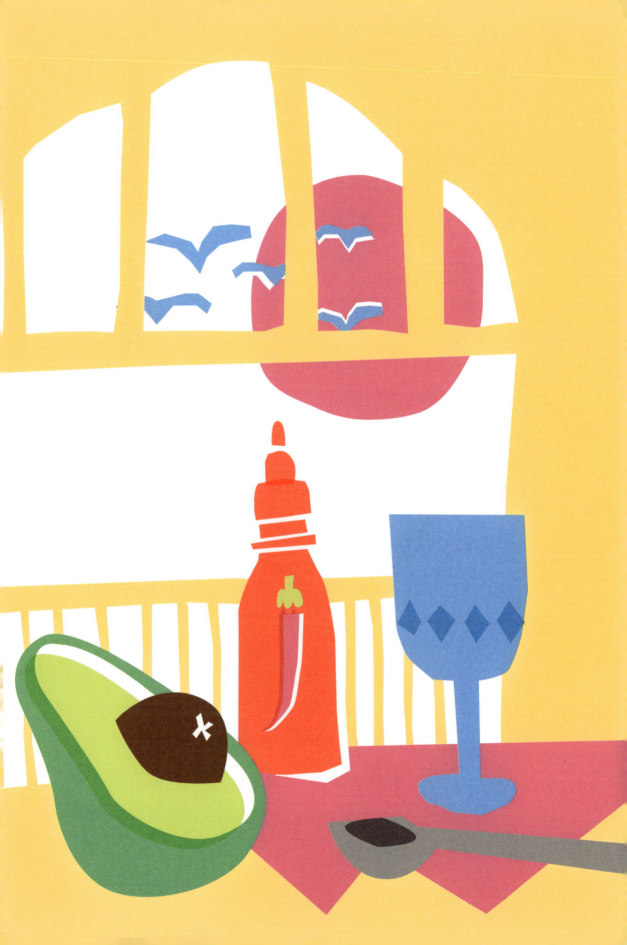

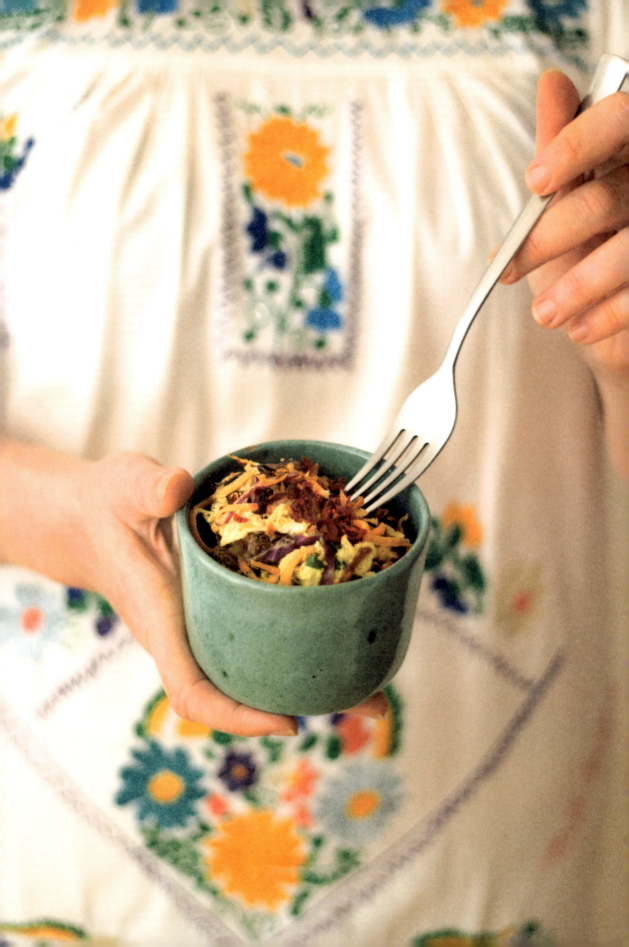

Salpicão com palha de beterraba

rendimento 2 porções • *tempo de preparo* 1 hora • *nível de dificuldade* Difícil

Frango
2 peitos de frango sem pele
1 ramo de tomilho
1 ramo de alecrim
1 folha de louro
1 cebola cortada ao meio
1 cenoura cortada ao meio
1 talo de salsão
1 talo de alho-poró
2 dentes de alho
1 colher (sopa) de sal
pimenta-do-reino a gosto

Palha de beterraba
óleo vegetal para fritar
1 beterraba grande ralada
sal a gosto

Base do salpicão
1 batata yacon cortada em cubos pequenos
1 cebola cortada em cubos pequenos
1 cenoura ralada
1 talo de salsão cortado em cubos pequenos

Maionese
1 xícara de leite integral bem gelado
1 colher (sopa) de salsinha picada
1 colher (sopa) de cebolinha picada
suco de ½ limão
azeite de oliva extra virgem
sal e pimenta-do-reino a gosto

Frango

1. Em uma panela, coloque o frango, as ervas, a cebola, a cenoura, o salsão, o alho- -poró e o alho, o sal e cubra com água. Cozinhe em fogo médio até o frango estar quase desfiando.
2. Depois, deixe o frango descansar no caldo quente por 10 minutos. Então retire o frango e desfie grosseiramente. Acerte o sal e tempere com a pimenta. Aproveite o caldo em outras preparações (ver boxe).

Palha de beterraba

Aqueça o óleo e frite a beterraba ralada até ficar crocante e dourada. Retire e coloque sobre papel absorvente para escorrer o excesso de óleo. Salpique com sal e deixe em temperatura ambiente até a hora de servir.

Base do salpicão

1. Cozinhe a yacon em água fervente até ficar macia. Depois de cozida, escorra e espere atingir a temperatura ambiente.
2. Enquanto isso, deixe a cebola crua, cortada em cubos, por 10 minutos, dentro da água gelada. Depois, retire, escorra-a e seque-a bem.
3. Já no recipiente em que for servir o salpicão, misture a batata cozida, a cebola, a cenoura, o salsão e o frango desfiado e guarde na geladeira.

Maionese

Em um liquidificador, junte o leite, a salsinha, a cebolinha e o suco de limão. Bata bem. Vá acrescentando o azeite em fio, bem aos poucos, com o liquidificador ligado, até chegar à consistência de maionese. Tempere com sal e pimenta-do-reino.

Montagem

Junte 3 colheres (sopa) da maionese à base do salpicão, misture tudo muito bem. Finalize com a palha de beterraba por cima. Sirva frio.

> A maionese de leite dura até 1 semana na geladeira e é mais segura para ser servida em churrascos ou em eventos de longa duração. Não descarte o caldo em que cozinhou o frango: bata no liquidificador, coe-o, divida em forminhas de gelo e leve ao congelador para usar em outras receitas. Você terá um caldo delicioso e sem conservantes sempre à mão.

Quiche de queijo e peito de peru

rendimento 4 porções • *tempo de preparo* 40 minutos • *nível de dificuldade* Médio

Massa
1½ xícara de farinha de amêndoa
¼ de xícara de azeite, mais um pouco se necessário
uma pitada de sal

Recheio
4 ovos
¼ de xícara de creme de leite fresco
1 colher (chá) de fermento químico em pó
1 xícara de queijo parmesão ralado
1 xícara de peito de peru picado
uma pitada de noz-moscada

Massa
1. Preaqueça o forno a 180 °C.
2. Misture bem todos os ingredientes até formar uma massa lisa e homogênea. Se a massa estiver muito quebradiça, acrescente um pouco mais de azeite.
3. Abra a massa e forre uma fôrma redonda média. Leve ao forno e asse por 15 a 20 minutos.
4. Retire do forno e deixe esfriar na fôrma até chegar à temperatura ambiente.

Recheio e finalização
1. Mantenha o forno aquecido a 180 °C.
2. Bata bem os ovos, com um garfo, até começar a espumar. Acrescente todos os outros ingredientes e misture bem.
3. Despeje a mistura sobre a massa já pré-assada e fria. Leve novamente ao forno por mais 20 minutos, ou até cozinhar completamente e dourar.
4. Pode ser servida quente ou em temperatura ambiente.

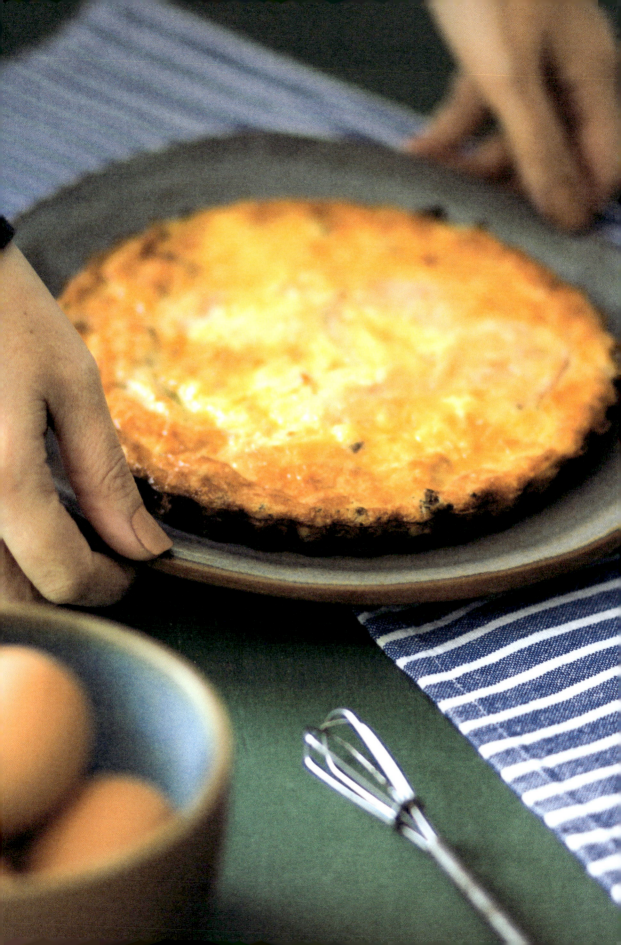

Salada Caesar com ovo mollet

rendimento 2 porções • ***tempo de preparo*** *20 minutos* • ***nível de dificuldade*** *Fácil*

· ·

Molho

1 ovo
1 lata de anchovas
suco de ½ limão
1 dente de alho sem casca
¾ de colher (sopa) de mostarda em grão
1 colher (chá) de molho inglês
azeite a gosto

Ovo mollet

2 litros de água
½ xícara de vinagre branco
2 ovos

Salada

1 pé de alface lavada e cortada
½ xícara de castanha de caju picada

Molho

1 Cozinhe o ovo na água por 12 minutos. Descasque, corte em 4 partes e deixe esfriar em temperatura ambiente por 10 minutos.
2 Em um liquidificador, coloque o ovo, as anchovas escorridas, o suco do limão, o dente de alho, a mostarda e o molho inglês. Bata tudo muito bem.
3 Aos poucos, ainda no liquidificador, acrescente o azeite em fio, sem parar de bater, até chegar à textura de maionese.
4 Guarde na geladeira até a hora de servir.

Ovo mollet

Em uma panela, ferva a água com o vinagre. Coloque os ovos para cozinhar nessa água por 5 minutos e 20 segundos. Transfira os ovos para uma tigela com água gelada. Quando esfriar, descasque-os e reserve.

Montagem

No prato de servir, faça uma base com a alface. Regue-a com um pouco do molho, salpique a castanha de caju e, no centro do prato, coloque o ovo mollet.

Salada de ovo da vovó

rendimento 2 porções • ***tempo de preparo*** *30 minutos* • ***nível de dificuldade*** *Fácil*

．．

Maionese

1 xícara de leite integral gelado
½ talo de salsão
suco de ½ limão-siciliano
azeite de oliva extra virgem
sal e pimenta-do-reino a gosto

Salada

4 ovos
1 alho-poró cortado em fatias finas
uma pitada de sal

Maionese

Bata o leite gelado com o salsão e o suco de limão e, aos poucos, acrescente o azeite em fio até chegar à textura de maionese. Tempere com sal e pimenta-do-reino e reserve na geladeira.

Salada

1   Cozinhe os ovos em água por 12 minutos.
2   Descasque-os e aguarde atingirem a temperatura ambiente. Então, pique os ovos grosseiramente.

Montagem

No recipiente de servir, coloque o ovo, acrescente o alho-poró e uma pitada de sal e misture. Finalize com a maionese. Leve à geladeira até a hora de servir.

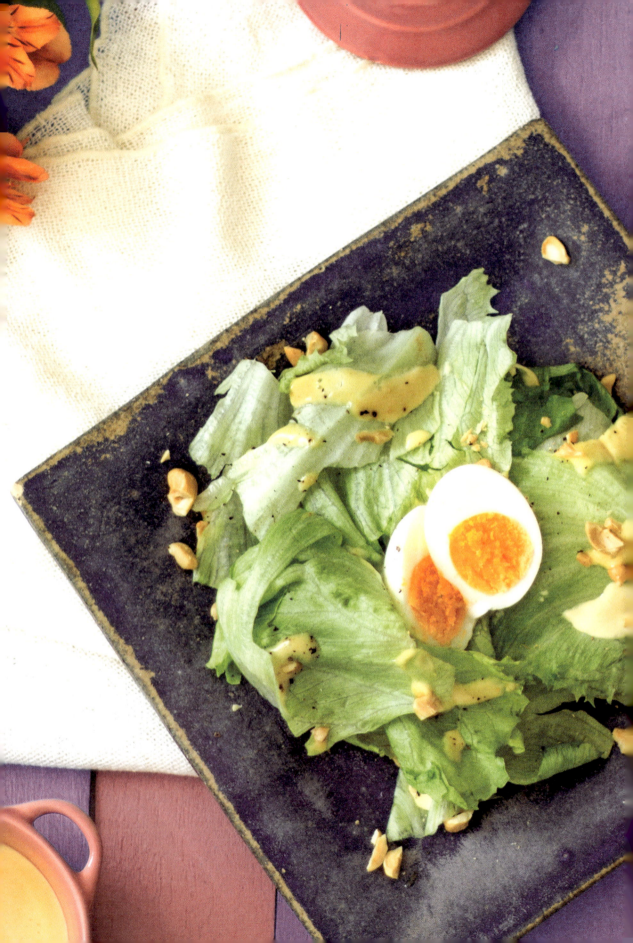

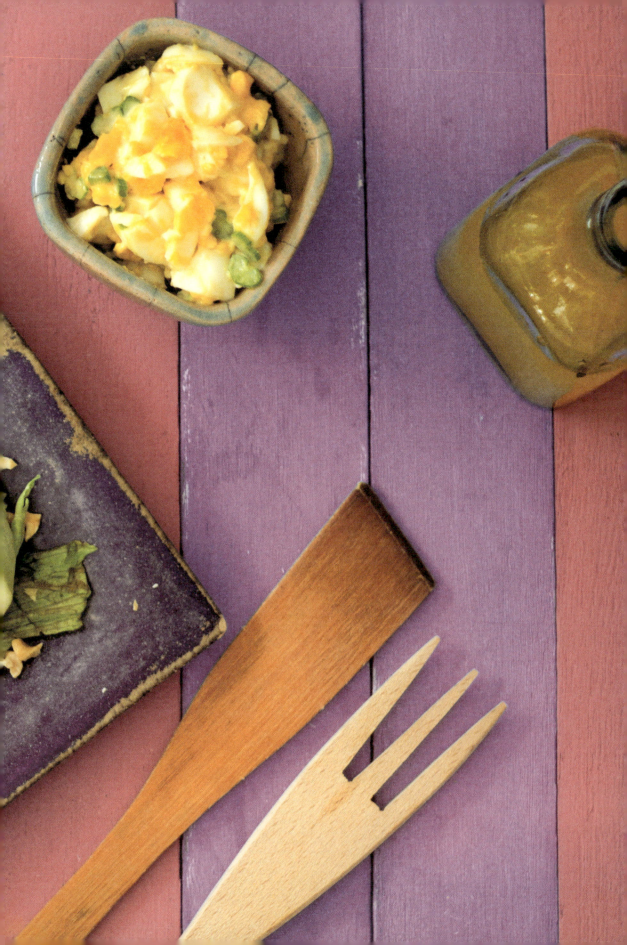

Panini de queijo curado

rendimento 6 porções • *tempo de preparo* 30 minutos • *nível de dificuldade* Médio

2 ovos
2 colheres (sopa) de cream cheese
1 colher (sopa) de queijo parmesão ralado
1 colher (chá) de fermento químico em pó
1 xícara de queijo curado mineiro ralado grosso
manteiga para untar

1. Preaqueça o forno a 180 °C.
2. Misture as gemas com o cream cheese e o parmesão ralado. Reserve.
3. Em outro recipiente, bata as claras em neve com o fermento. Aos poucos, incorpore o creme de gemas às claras.
4. Coloque 1 colher (sopa) da massa em forminhas de cupcake descartáveis e asse de 12 a 15 minutos.
5. Depois de assados, aguarde os panini de queijo esfriarem por 5 minutos.
6. Corte cada um deles ao meio, recheie com o queijo curado ralado grosso.
7. Unte uma frigideira com um pouco de manteiga, coloque os pães já recheados e, com a ajuda de uma espátula, aperte-os fazendo os panini, até o queijo derreter e a superfície dourar. Sirva imediatamente.

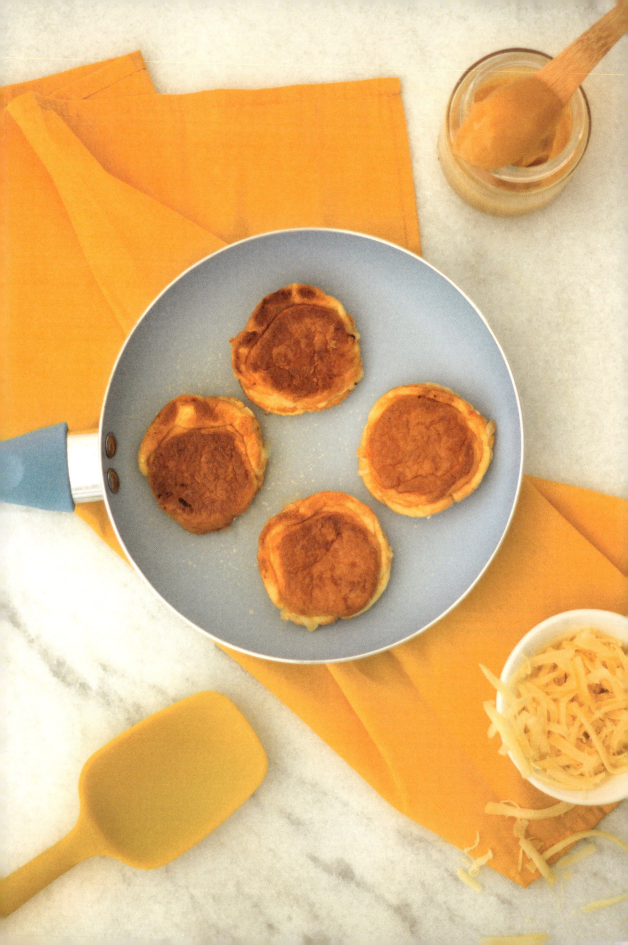

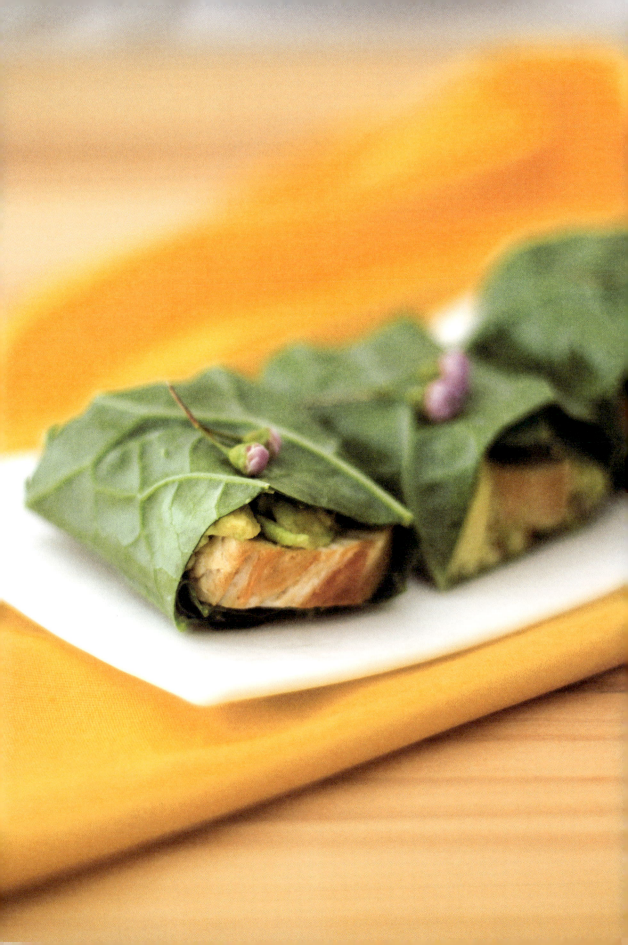

Wrap mexicano de folhas de couve

rendimento *2 porções* • ***tempo de preparo*** *20 minutos* • ***nível de dificuldade*** *Fácil*

4 sassamis (parte mais nobre do filé de peito de frango)
sal e pimenta-do-reino a gosto
½ xícara de azeite de oliva extra virgem + para grelhar
2 avocados maduros
½ cebola roxa picada
suco de 1 limão
½ pimenta dedo-de-moça sem sementes bem picada
1 tomate maduro sem sementes picado
4 folhas de couve-manteiga grandes sem o talo
¼ de xícara de cream cheese

1. Tempere os sassamis com sal e pimenta-do-reino.
2. Em uma frigideira, aqueça azeite e grelhe os sassamis por 3 minutos de cada lado. Aguarde esfriar e corte em tiras de espessura de um dedo. Reserve.
3. Em uma tigela, misture a polpa dos avocados, a cebola, o suco de limão e a pimenta dedo-de-moça e, com o auxílio de um garfo, amasse grosseiramente. Acrescente delicadamente ½ xícara de azeite e misture bem. Finalize adicionando o tomate. Tempere com sal e pimenta-do-reino.
4. Para montar, use 2 folhas de couve para cada wrap. Abra uma ao lado da outra, formando uma folha maior. Deixando dois dedos de couve sem recheio na parte de cima, coloque um pouco de cream cheese no centro. Por cima, acrescente o creme de avocado e finalize com as tiras de frango.
5. Feche as pontas como se fosse um envelope e enrole, formando uma panqueca fechada. Sirva frio.

Queijo quente no pão de micro-ondas

rendimento *2 porções* • ***tempo de preparo*** *10 minutos* • ***nível de dificuldade*** *Fácil*

1 ovo
1 colher (sopa) de manteiga
3 colheres (sopa) de farinha de amêndoa
½ colher (sopa) de farinha de coco
½ colher (sopa) de fermento químico em pó
sal e pimenta-do-reino a gosto
queijo de sua preferência

1. Em uma tigela, bata bem o ovo até espumar. Acrescente a manteiga, as farinhas e o fermento, tempere com sal e pimenta-do-rein, e misture até formar uma massa homogênea.
2. Leve ao micro-ondas por 1 a 2 minutos (vai depender da potência do seu aparelho) e está pronto!
3. Deixe os pãezinhos esfriarem um pouco, abra-os ao meio e recheie com o queijo desejado.
4. Leve à sanduicheira ou à frigideira até o queijo derreter e o sanduíche dourar.

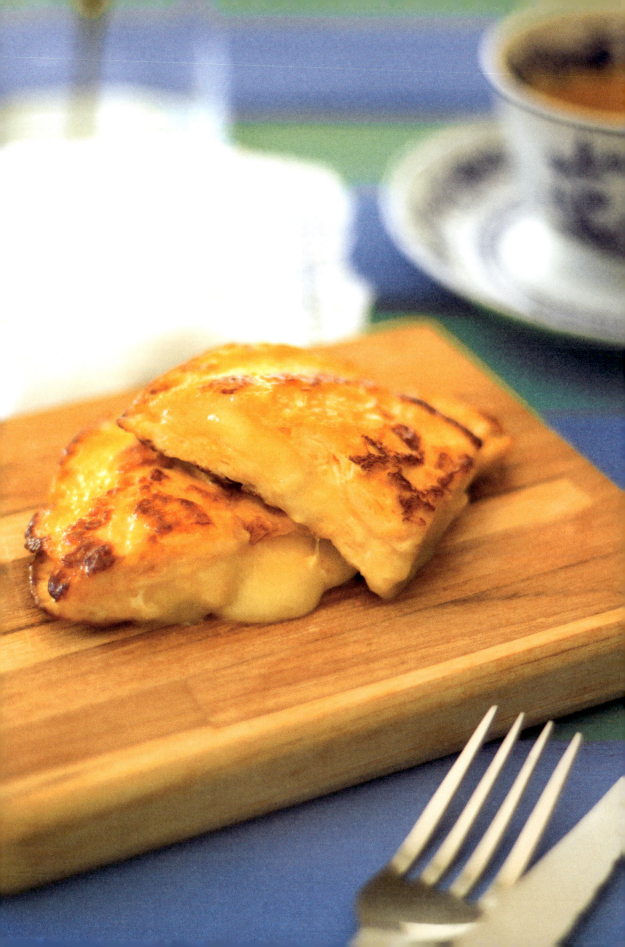

Picadinho de carne com arroz de couve-flor

rendimento 2 porções • *tempo de preparo* 30 minutos • *nível de dificuldade* Médio

....

Picadinho

300 g de filé-mignon ou contrafilé cortado em cubos
azeite para selar e refogar
1 cebola picada
1 alho-poró cortado em fatias finas
1 dente de alho picado
sal e pimenta-do-reino a gosto
½ xícara de vinho tinto
1 xícara de passata ou polpa de tomate
½ xícara de água
½ colher (chá) de pimenta calabresa
1 ramo de alecrim fresco
1 folha de louro

Arroz de couve-flor

1 couve-flor média
água ou caldo caseiro de sua preferência (carne, galinha ou legumes) a gosto
2 dentes de alho sem casca
azeite para refogar
½ cebola picada
sal e pimenta-do-reino a gosto

Picadinho

1. Com a carne sem estar temperada, esquente um fio de azeite em uma panela e sele os cubos de carne. Quando ela estiver bem dourada, retire-a da panela.
2. Coloque mais um pouco de azeite na mesma panela em que fritou a carne e acrescente a cebola, o alho-poró e o alho. Tempere com um pouco de sal e pimenta-do-reino e refogue bem.
3. Quando estiver bem refogado, junte a carne e o vinho à panela. Aumente o fogo e deixe o vinho secar.
4. Adicione, então, a passata de tomate, a água, a pimenta calabresa e as ervas, e deixe cozinhar por mais 10 minutos.

Arroz de couve-flor

1. Corte o talo da couve-flor e passe apenas os buquês crus no processador.
2. Em uma frigideira funda e aquecida, coloque a couve-flor processada, um pouco de água ou caldo, até quase cobrir a couve-flor, e 1 dente de alho inteiro. Deixe ferver por 5 minutos, mexendo sempre, até cozinhar e secar o líquido (caso não seque, pode escorrer). Retire o alho e reserve a couve-flor pré-cozida.
3. Em uma frigideira, acrescente um pouco de azeite e refogue o outro dente de alho picado e a cebola até suar bem. Desligue o fogo e adicione, então, o arroz de couve-flor pré-cozido. Tempere com sal e pimenta-do-reino a gosto.

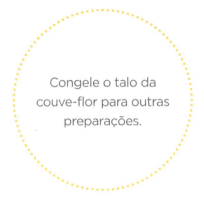

Congele o talo da couve-flor para outras preparações.

67

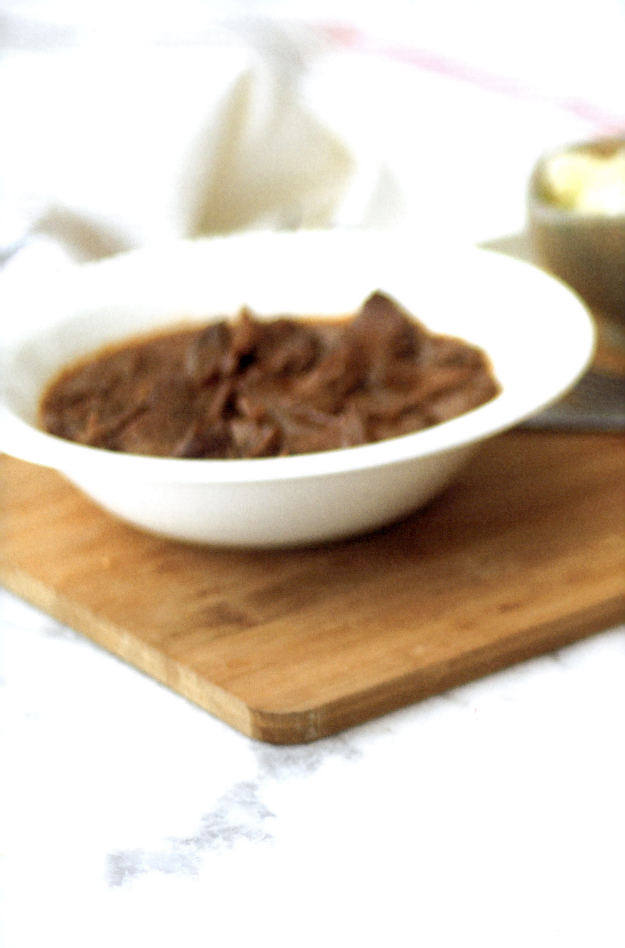

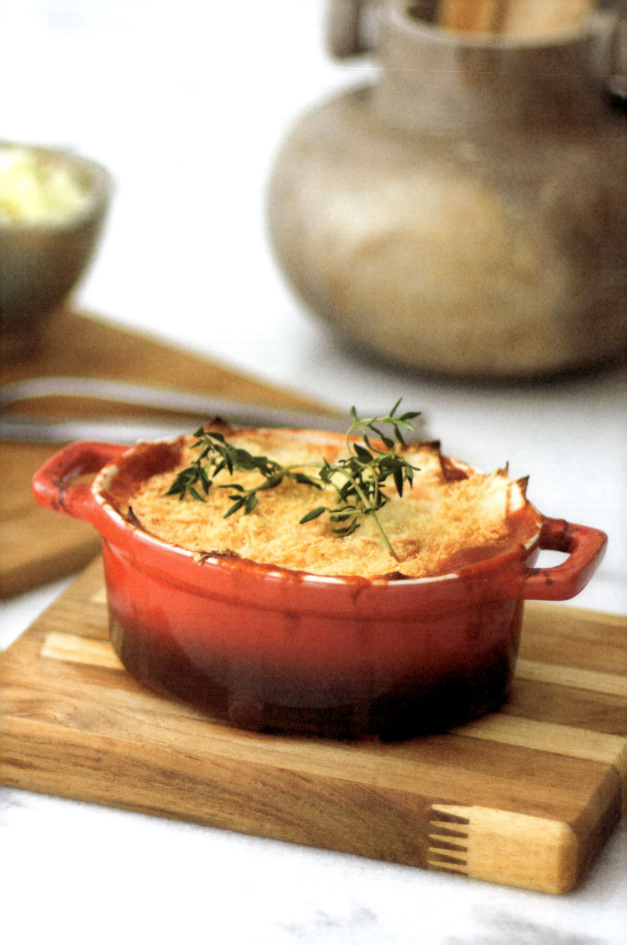

Lasanha de pupunha à bolonhesa

rendimento 2 porções • *tempo de preparo* 40 minutos • *nível de dificuldade* Médio

Molho à bolonhesa
1 cebola picada
2 dentes de alho picados
azeite para refogar
400 g de patinho moído
100 g de bacon moído
½ xícara de vinho tinto seco
1 lata de tomate pelado
1 xícara de água
½ xícara de leite integral
½ colher (sopa) de pimenta calabresa
1 ramo de tomilho
1 ramo de alecrim
1 folha de louro
sal e pimenta-do-reino a gosto

Molho branco
1 garrafa (500 ml) de creme de leite fresco
1 dente de alho inteiro e sem casca
1 ricota fresca inteira
½ colher (chá) de noz-moscada
sal e pimenta-do-reino a gosto

Montagem
2 pacotes de palmito pupunha in natura fatiado em lâminas finas
200 g de queijo emmental fatiado
1 xícara de queijo parmesão ralado
folhas de manjericão a gosto

Molho à bolonhesa

1. Em uma panela grande, refogue a cebola e o alho picados em um pouco de azeite. Quando estiverem dourados, coloque um pouco mais de azeite, aumente o fogo e acrescente o patinho e o bacon moídos. Doure bem, tomando cuidado para não queimar o fundo da panela.
2. Ainda com o fogo alto, acrescente o vinho. Deixe apurar bem, até o líquido secar. Mexa de vez em quando, raspando sempre o fundo da panela.
3. Coloque, então, o tomate pelado com todo o líquido e amasse bem com um garfo. Ainda com o fogo alto, deixe cozinhar por 2 minutos.

4   Diminua o fogo para médio, acrescente a água, o leite, a pimenta calabresa e as ervas frescas e deixe cozinhar por 30 minutos para o molho apurar. Fique sempre de olho e acrescente um pouco mais de água, se achar necessário.

5   Desligue o fogo. Aguarde 5 minutos antes de provar. Acerte o sal e a pimenta e deixe descansando na própria panela até a hora de montar a lasanha.

Molho branco

1   Em uma panela pequena, leve o creme de leite fresco e o alho ao fogo médio por 10 minutos, mexendo sempre para não queimar. Espere esfriar por 5 minutos.

2   Transfira o creme com o alho para o liquidificador. Acrescente a ricota e a noz-moscada e bata bem, até obter um molho liso e homogêneo.

3   Transfira de volta para a panela, acerte o tempero com sal e pimenta. Reserve uma concha grande desse molho em uma tigela. Deixe o restante na própria panela até a hora de montar a lasanha.

Montagem

1   Em um refratário grande e retangular, comece acrescentando um pouco do molho à bolonhesa. Espalhe bem pelo fundo para não queimar a lasanha.

2   Coloque uma camada de lâminas de pupunha, uma de molho à bolonhesa, uma de queijo emmental e um pouquinho do molho branco. Repita esse processo três vezes, começando sempre pela pupunha e terminando com o molho branco.

3   Finalize a lasanha com uma camada extra de lâminas de pupunha e o molho branco que estava reservado. Salpique com o queijo parmesão e algumas folhas de manjericão fresco e coloque um fio de azeite.

4   Asse por 30 minutos, ou até gratinar. Deixe a lasanha descansando por 5 minutos antes de servir.

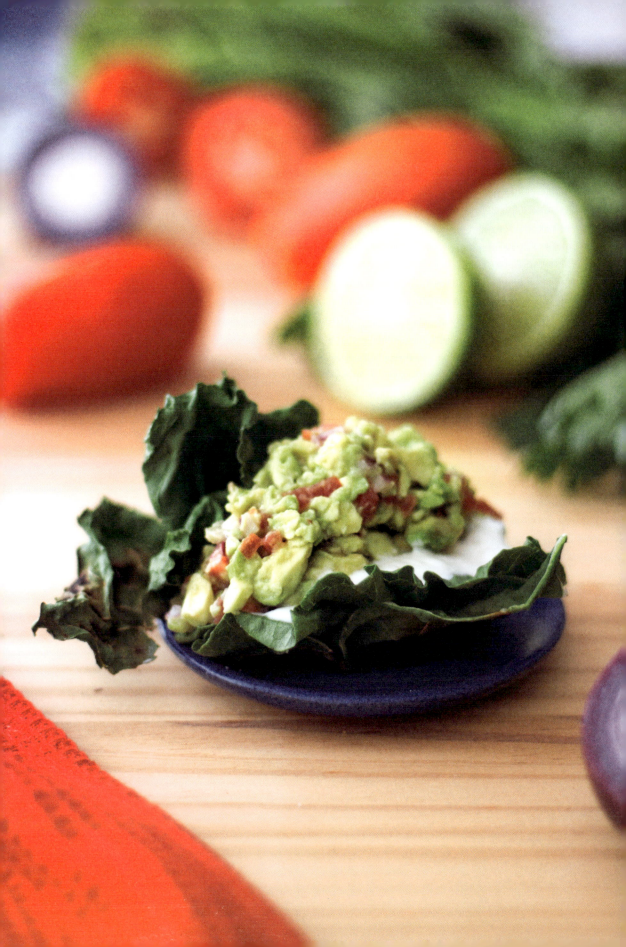

Guacamole, sour cream e couve crocante

rendimento 2 porções • *tempo de preparo* 30 minutos • *nível de dificuldade* Médio

Guacamole

1 abacate grande maduro ou 2 avocados maduros

½ xícara de tomate picado

½ cebola roxa picada em cubos

2 colheres (sopa) de coentro picado

1 pimenta dedo-de-moça sem sementes picada

suco de ½ limão

1 colher (sopa) de azeite

sal e pimenta-do-reino a gosto

Sour cream

1 xícara de creme de leite fresco gelado

½ colher (sopa) de sal

suco de ½ limão

cebolinha picada a gosto

Couve crocante

3 folhas de couve sem os talos centrais

azeite a gosto

sal e pimenta-do-reino a gosto

> Você pode trocar a couve por alface, repolho ou outra folha da sua preferência.

Guacamole

1. Em uma tigela, com a ajuda de um garfo, amasse delicadamente o abacate, mas mantenha uma textura mais rústica.
2. Junte ao abacate o tomate, a cebola, o coentro, a pimenta dedo-de-moça, o suco de limão, o azeite, o sal e a pimenta-do-reino. Misture com cuidado para não desfazer os ingredientes e reserve.

Sour cream

1. Em uma batedeira ou com um batedor de arame (fouet), bata o creme de leite gelado até ficar em ponto de chantili.
2. Acrescente o sal e o limão e misture delicadamente com a ajuda de uma espátula.
3. Guarde na geladeira até a hora de servir.

Couve crocante

1. Preaqueça o forno na temperatura máxima.
2. Rasgue as folhas de couve grosseiramente com as mãos.
3. Em uma assadeira, unte as folhas com azeite e tempere com sal e pimenta-do-reino.
4. Coloque-as lado a lado (sem que uma fique por cima da outra) e asse por 2 a 3 minutos, ou até ficarem crocantes.

Montagem

Coloque em cima das couves crocantes uma colherada de guacamole e um pouco de sour cream. Finalize com a cebolinha e sirva imediatamente.

Torta vegetariana

rendimento *4 porções* • ***tempo de preparo*** *40 minutos* • ***nível de dificuldade*** *Fácil*

1 couve-flor cozida e amassada com um garfo (só os buquês)
¾ de xícara de queijo parmesão ralado
3 ovos
2 colheres (sopa) de creme de leite fresco
1 cenoura ralada

1 alho-poró cortado em fatias finas
2 colheres (sopa) de cebolinha ou salsinha picada (opcional)
uma pitada de noz-moscada
sal e pimenta-do-reino a gosto

1. Preaqueça o forno a 180 °C.
2. Em uma tigela, misture muito bem todos os ingredientes. Ou então, bata todos os ingredientes no liquidificador – você terá uma torta de massa mais lisa.
3. Coloque em uma fôrma antiaderente média e asse por 30 a 35 minutos, ou até ficar dourada e cozida no centro.

JANTARES RÁPIDOS

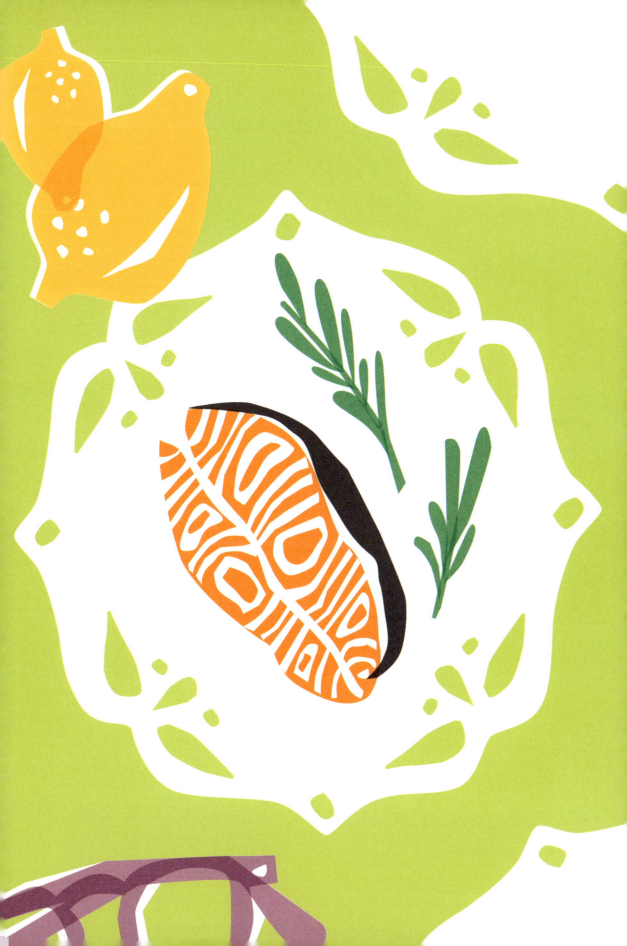

Canoa de abobrinha recheada com frango e creme de queijo

rendimento 2 porções • **tempo de preparo** 30 minutos • **nível de dificuldade** Médio

Abobrinha recheada com frango

1 peito de frango grande limpo e sem pele
sal a gosto
2 abobrinhas grandes
1 cebola picada
2 dentes de alho picados
1 pimenta dedo-de-moça sem semente picada
azeite para refogar
½ colher (chá) de páprica doce
pimenta-do-reino a gosto
½ colher (sopa) de alecrim fresco picado
1 tomate sem sementes cortado em pequenos cubos

Creme de queijo

200 g de ricota fresca
½ xícara de creme de leite fresco
sal e pimenta-do-reino a gosto
½ xícara de queijo parmesão ralado
salsinha picada a gosto

Abobrinha recheada com frango

1. Em uma panela, de pressão ou não, cozinhe o peito de frango com água e sal. Depois de cozido, desfie com a ajuda de um garfo e reserve.
2. Corte as abobrinhas ao comprido e retire a polpa, deixando-as em forma de canoa. Reserve.
3. Em uma frigideira, refogue a cebola, o alho e a pimenta dedo-de-moça no azeite. Acrescente o peito de frango desfiado, a páprica, o sal, a pimenta-do-reino e o alecrim. Misture bem e adicione o tomate. Deixe cozinhar por 5 minutos e desligue o fogo.
4. Espere esfriar por 10 minutos antes de misturar com o creme de queijo.

Creme de queijo

Em um liquidificador ou processador, bata todos os ingredientes, exceto o queijo parmesão e a salsinha.

Montagem

1. Preaqueça o forno a 180 °C.
2. Em uma tigela, misture o frango desfiado e temperado com o creme de queijo. Se necessário, acerte o tempero com sal e pimenta-do-reino.
3. Recheie as abobrinhas com o creme, cubra com o queijo parmesão e salpique com a salsinha.
4. Acomode as abobrinhas numa assadeira ou refratário, leve ao forno e asse por 30 minutos, ou até gratinar.

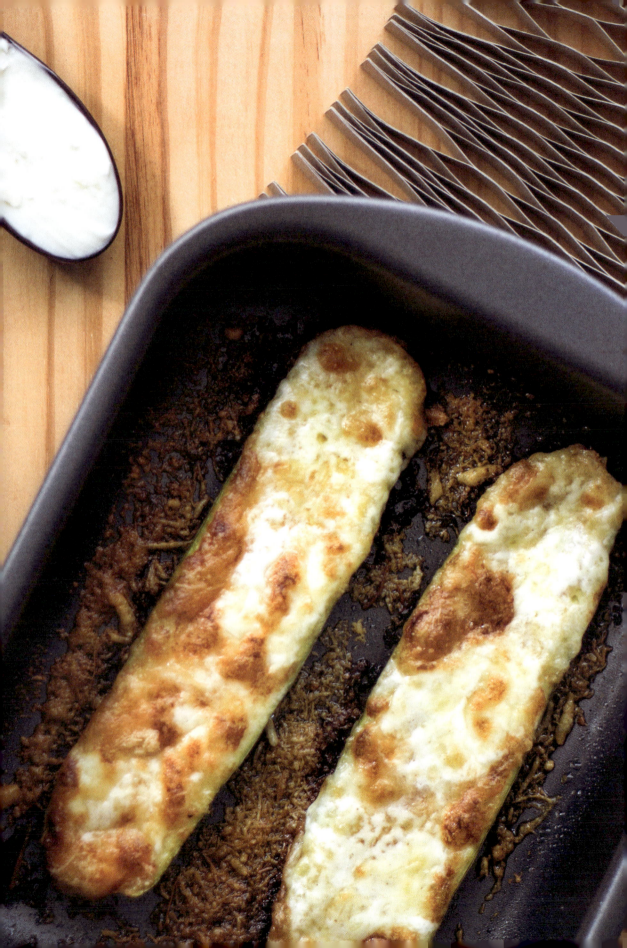

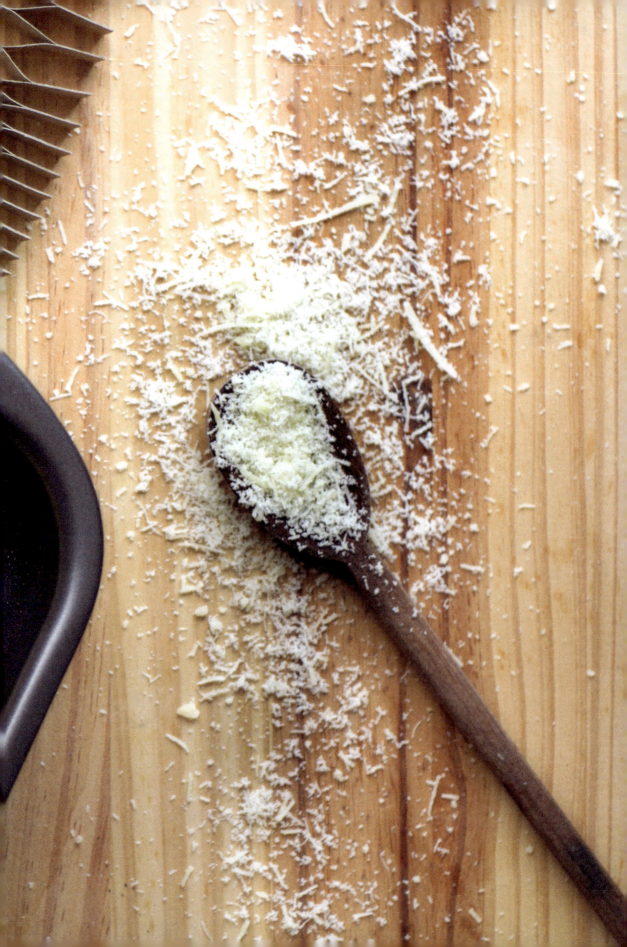

Purê de couve-flor com cogumelos salteados e ovo poché

rendimento *4 porções* • ***tempo de preparo*** *30 minutos* • ***nível de dificuldade*** *Médio*

Purê de couve-flor
1 couve-flor
1 dente de alho inteiro sem casca
½ xícara de creme de leite ou de leite
sal e pimenta-do-reino a gosto
uma pitada de noz-moscada
⅓ de xícara de queijo parmesão ralado

Cogumelos salteados
1 xícara de cogumelos paris fatiados, limpos e sem o talo
1 colher (sopa) de manteiga
sal e pimenta-do-reino a gosto

Ovo poché
2 litros de água
1 xícara de vinagre de maçã
4 ovos
sal e pimenta-do-reino a gosto

> Guarde os talos da couve-flor no congelador para fazer caldos ou cremes. Se o purê estiver soltando muita água, pode ser que a couve-flor não tenha escorrido bem. Leve a panela ao fogo e cozinhe por cerca de 5 a 10 minutos, para secar. Ele fica supercremoso, igual a um purê de batata.

Purê de couve-flor

Despreze o talo (ou guarde para outra receita) e cozinhe os buquês de couve-
-flor com água e o dente de alho até ficarem bem macios. Escorra e devolva para a panela. Mantenha o alho. Acrescente o creme de leite
e bata com o mixer ou no liquidificador. Tempere com o sal, a pimenta-do-reino e a noz-moscada. Finalize com o queijo ralado.

Cogumelos salteados

Aqueça uma frigideira e coloque a manteiga. Refogue os cogumelos em fogo alto, até dourar e só então tempero com sal e pimenta. Desligue o fogo e reserve para a montagem.

Ovo poché

1. Em uma panela média, coloque a água e o vinagre e mexa bem. Leve ao fogo alto e deixe a mistura ferver.
2. Em uma tigela pequena, abra 1 ovo, com cuidado para não estourar a gema. Quando a água ferver, diminua o fogo e aguarde as bolhas da fervura diminuírem, até quase cessarem. Pegue uma colher ou um fouet, mexa bem a água de forma circular, até formar um redemoinho. Coloque delicadamente o ovo no centro desse redemoinho e não mexa mais. Deixe cozinhar por 4 minutos.
3. Em uma outra tigela, junte água gelada e gelo. Reserve.
4. Retire o ovo da panela e ponha na tigela com água e gelo.
5. Na hora de servir, é só colocar rapidamente em água morna e temperar com sal e pimenta-do-reino.
6. Faça todos os passos separadamente com cada ovo que será servido.
7. Sirva em pratos fundos, disponha o purê por baixo, cubra com os cogumelos e o ovo poché por cima.

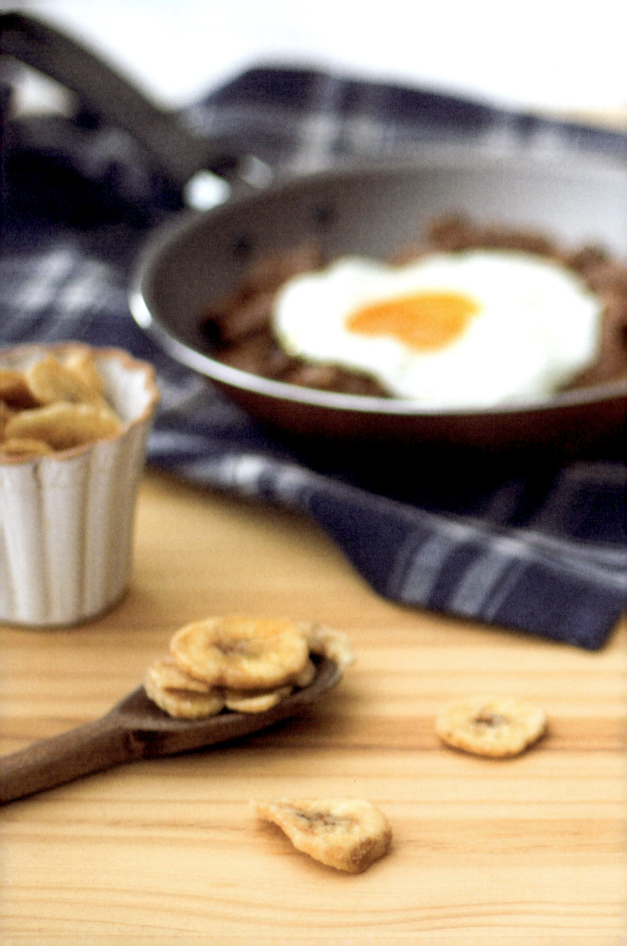

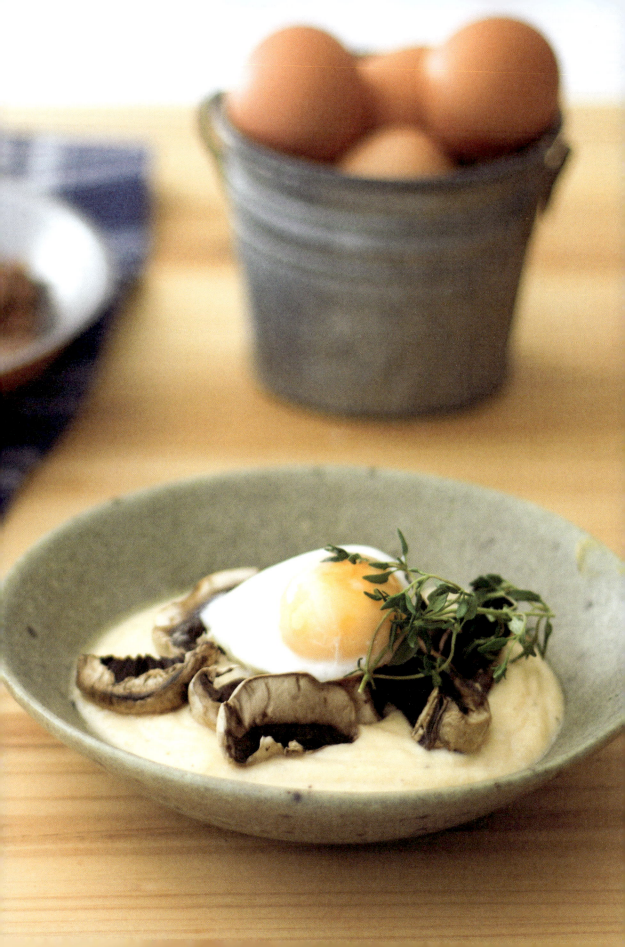

Picadinho de carne com ovo frito e chips de banana-da-terra

rendimento *2 porções* • ***tempo de preparo*** *40 minutos* • ***nível de dificuldade*** *Médio*

Picadinho

300 g de filé-mignon ou contrafilé picado
azeite para selar e refogar
1 cebola picada
1 alho-poró cortado em fatias finas
1 dente de alho picado
sal e pimenta-do-reino a gosto
½ xícara de vinho tinto
1 xícara de passata ou polpa de tomate
½ xícara de água
½ colher (chá) de pimenta calabresa
1 ramo de alecrim fresco
1 folha de louro

Chips de banana-da-terra

óleo vegetal para fritar
2 bananas-da-terra (evite as mais maduras)
sal e pimenta-do-reino a gosto

Ovo frito

manteiga a gosto
2 ovos
sal e pimenta-do-reino a gosto

Picadinho

1. Com a carne sem estar temperada, esquente um fio de azeite em uma panela e sele os cubos de carne. Quando ela estiver bem dourada, retire-a da panela.
2. Coloque mais um pouco de azeite na mesma panela em que fritou a carne e acrescente a cebola, o alho-poró e o alho. Tempere com um pouco de sal e pimenta-do-reino e refogue bem.
3. Quando estiver bem refogado, junte a carne e o vinho à panela. Aumente o fogo e deixe o vinho secar.
4. Adicione, então, a passata de tomate, a água, a pimenta calabresa e as ervas e deixe cozinhar por mais 10 minutos.

Chips de banana-da-terra

1. Coloque óleo em uma panela média, o suficiente para que os chips fiquem submersos na hora de fritar e leve ao fogo.
2. Enquanto o óleo esquenta, descasque e corte as bananas em fatias bem finas no sentido do comprimento.
3. Quando o óleo estiver quente, frite os chips de banana até ficarem dourados e crocantes.
4. Escorra em papel absorvente e tempere com sal e pimenta-do-reino.

Ovo frito

1. Em uma frigideira antiaderente, derreta um pouco de manteiga.
2. Quando a manteiga já tiver derretido, quebre o ovo na frigideira e frite até a clara ficar branca e durinha. Desligue o fogo quando a gema atingir o cozimento desejado. Repita com o outro ovo.
3. Tempere com sal e pimenta-do-reino e sirva imediatamente.

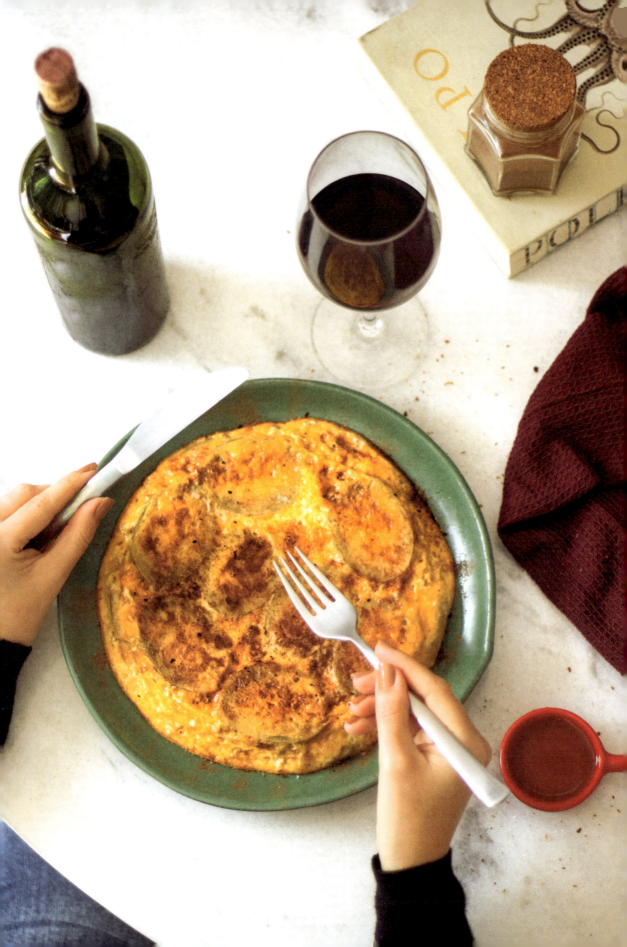

Fritada espanhola de batata yacon e queijo feta

rendimento 2 porções • ***tempo de preparo*** *40 minutos* • ***nível de dificuldade*** *Médio*

2 batatas yacon grandes cortadas em fatias de 0,5 cm de espessura
1 cebola cortada em fatias finas
1 dente de alho picado
3 ovos
sal e pimenta-do-reino a gosto
1 colher (chá) de páprica doce
½ xícara de queijo feta picado grosseiramente com as mãos
1 ramo de tomilho

1. Preaqueça o forno a 180 °C.
2. Coloque a yacon em uma panela, encha de água até cobrir e leve ao fogo. Depois que a água começar a ferver, cozinhe por 10 minutos e escorra.
3. Enquanto isso, em uma frigideira antiaderente média que possa ir ao forno, refogue a cebola e o alho em um fio de azeite até ficarem bem dourados. Retire a cebola e o alho da frigideira e reserve.
4. Em uma tigela, bata os ovos com o sal, a pimenta-do-reino e a páprica. Junte também a cebola e o alho refogados, o queijo feta e as folhas do tomilho. Misture bem e reserve.
5. Na mesma frigideira em que a cebola e o alho foram refogados, coloque uma boa quantidade de azeite e acrescente metade das batatas cozidas. Na sequência, junte a mistura de ovos e, por fim, o restante das fatias de batata.
6. Leve a frigideira ao forno e asse por 30 minutos, ou até ficar dourado. Após retirar do forno, utilize uma faca para desgrudar as laterais e vire rapidamente em um prato grande. Sirva imediatamente.

Se não tiver uma frigideira que vá ao forno, utilize uma que tenha tampa e "asse" a fritada na boca do fogão, em fogo bem baixo, com a frigideira tampada.

Omelete francês com queijo emmental e cebolinha

rendimento *1 porção* • ***tempo de preparo*** *10 minutos* • ***nível de dificuldade*** *Médio*

3 ovos
sal e pimenta-do-reino a gosto
1 colher (sopa) de manteiga para untar
2 colheres (sopa) de queijo emmental ralado
cebolinha picada a gosto

1. Coloque os ovos, o sal e a pimenta-do-reino em uma tigela e bata com um garfo até começar a espumar. Não precisa espumar muito.
2. Em uma frigideira antiaderente untada com manteiga, leve os ovos batidos ao fogo sempre baixo e controlado para não queimar. Quando pequenos coágulos de ovo começarem a se formar, mexa-os, com um garfo, de um lado para o outro, como se tivesse tentando juntá-los. Faça esse movimento por um tempo, sempre com a frigideira ligeiramente inclinada para que a omelete fique alta e fofa.
3. Quando a omelete estiver cozida, porém cremosa por dentro, coloque o queijo sobre ela, dobre-a ao meio e feche com o garfo. Desligue o fogo e deixe a omelete descansar por 1 minuto, para que o queijo derreta, antes de passá-la para um prato de servir. Finalize com a cebolinha picada e sirva.

> Esta é uma receita fácil, mas que requer prática. Não desista se algo der errado na primeira vez e tente novamente. Eu só consegui acertar na terceira vez e, desde então, nunca mais errei!

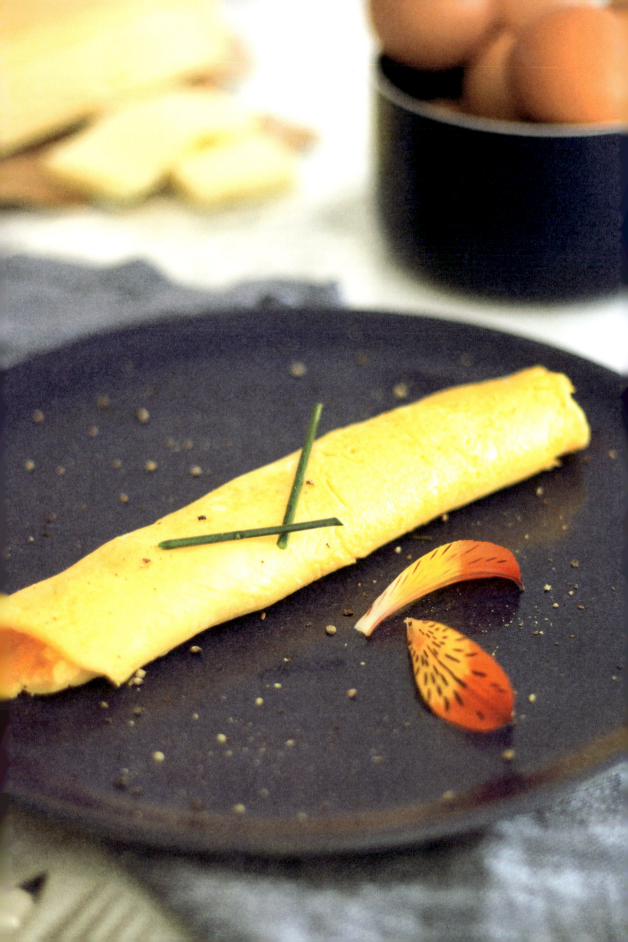

Risoto de couve-flor, abobrinha e bacon

rendimento 2 porções • *tempo de preparo* 30 minutos • *nível de dificuldade* Fácil

....

Caldo

1 talo de aipo
1 cebola
1 cenoura
talos de salsinha a gosto
1 pedaço pequeno de bacon
1 ramo de tomilho
1 folha de louro
1 ramo de alecrim
3 litros de água

Risoto

1 couve-flor média (apenas os buquês)
2 dentes de alho
1 colher (sopa) de manteiga
100 g de bacon picado
½ cebola picada
2 colheres (sopa) de vinho branco seco
2 abobrinhas raladas no ralo grosso
50 g de creme de leite fresco
½ xícara de queijo parmesão ralado + um pouco para finalizar
sal e pimenta-do-reino a gosto
salsinha fresca picada

Caldo

Em uma panela grande, cozinhe todos os ingredientes com a água em fogo baixo. Deixe reduzir ⅓ do líquido. Coe e reserve.

Risoto

1. Passe os buquês da couve-flor crua no processador.
2. Em uma frigideira funda e aquecida, coloque a couve-flor processada, o caldo, até quase cobri-la, e 1 dente de alho inteiro. Deixe ferver por 5 minutos, mexendo sempre, até cozinhar e secar o líquido. Caso não seque, pode escorrer. Retire o alho e reserve.
3. Em outra panela, coloque a manteiga, o bacon picado, a cebola picada e 1 dente de alho picado e refogue bem. Quando tudo dourar, adicione o vinho e deixe secar bem. Acrescente, então, a abobrinha ralada e refogue por 1 minuto. Cuidado para não cozinhar demais.
4. Com o fogo alto, junte a couve-flor pré-cozida, o creme de leite fresco e ½ xícara de parmesão ralado. Mexa bem. Se necessário, acerte o sal – mas normalmente não precisa, pois o parmesão e o bacon já são salgados. Finalize com pimenta-do-reino, salsinha picada e mais um pouco de parmesão.

> Congele o talo da couve-flor para outras preparações. Faça uma boa quantidade de caldo e congele em forminhas de gelo, para usar em diferentes preparações.

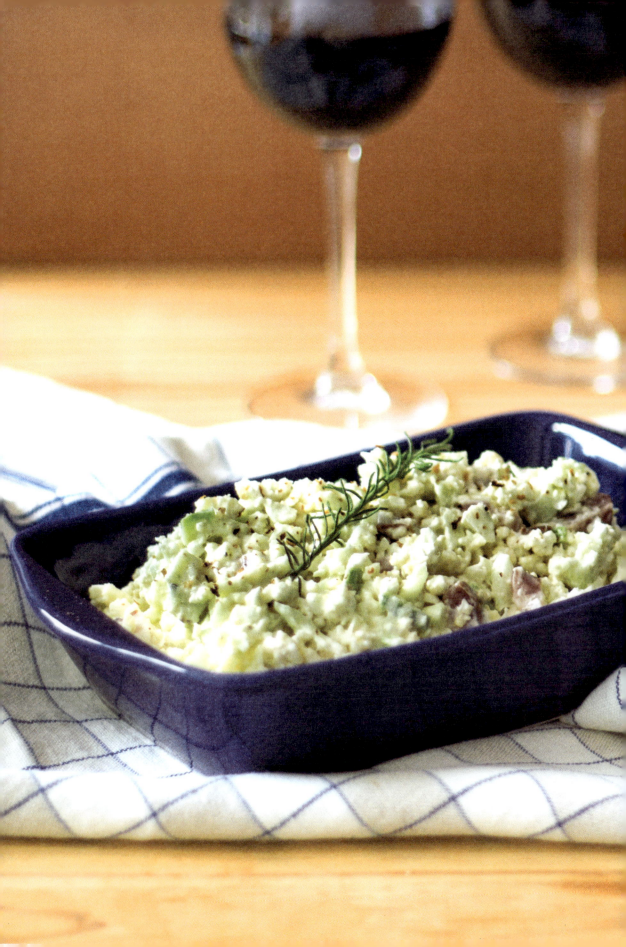

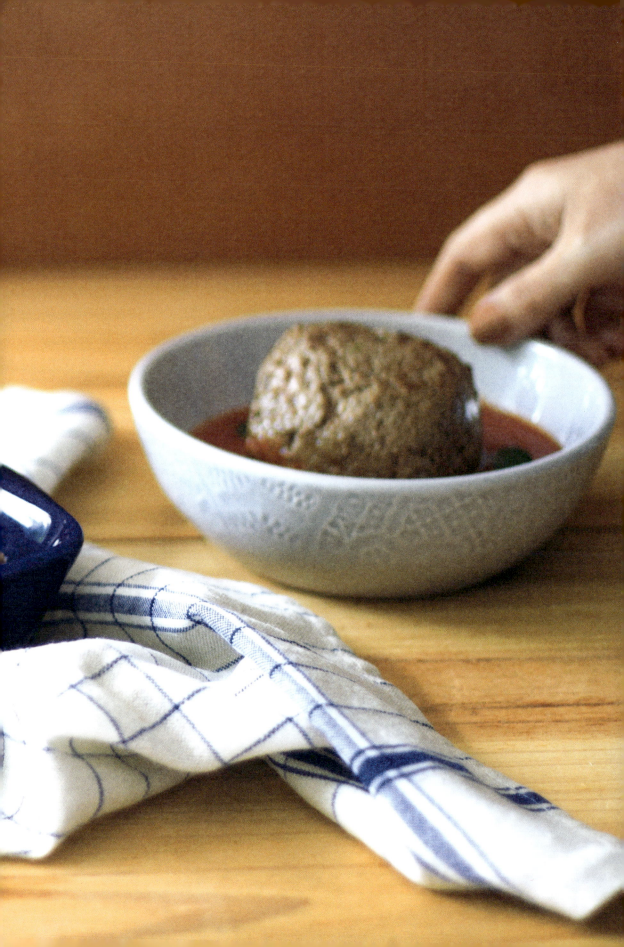

Porpeta recheada com mozarela e molho de tomate com legumes

rendimento 2 porções • *tempo de preparo* 30 minutos • *nível de dificuldade* Fácil

Porpeta

400 g de patinho moído
100 g de bacon moído
1 colher (chá) de páprica picante
100 g (4 cubos de 25 g cada) de queijo mozarela

Molho de tomate com legumes

azeite para refogar
1 pimentão amarelo sem a parte branca cortado em fatias finas
1 xícara de abobrinha cortada em cubos pequenos
1 xícara de berinjela cortada em cubos pequenos
1 cebola roxa cortada em fatias finas
2 dentes de alho picados
sal e pimenta-do-reino a gosto
½ xícara de vinho tinto seco
1 garrafa de passata ou polpa de tomate (680 g)
1 folha de louro
1 ramo de tomilho
1 colher (chá) de pimenta calabresa
½ xícara de queijo parmesão ralado

Porpeta

1. Para fazer as porpetas, em uma tigela, junte o patinho, o bacon e a páprica e misture bem.
2. Divida a carne em 4 partes e faça 4 bolas. Aperte as bolas, abrindo-as como discos, coloque um cubo de mozarela no meio de cada disco. Feche cada um deles, envolvendo o queijo e formando bolas novamente. Reserve.

Molho de tomate com legumes

1. Em uma frigideira, coloque azeite, o pimentão, a abobrinha, a berinjela, a cebola e o alho e tempere tudo com sal e pimenta-do-reino. Em fogo médio, refogue os legumes muito bem, até ficarem dourados e murchos.
2. Quando a água que soltar dos legumes secar, coloque mais um pouco de azeite na mesma frigideira, aumente o fogo e grelhe as porpetas, sem mexer muito, virando todos os lados, até ficarem bem douradas.
3. Junte o vinho tinto às porpetas com legumes e espere secar. Acrescente a passata, ajuste o tempero com mais sal e pimenta-do-reino, se necessário. Adicione as ervas e a pimenta calabresa. Deixe cozinhar por 10 minutos.
4. Sirva em um prato fundo, salpicada com parmesão ralado.

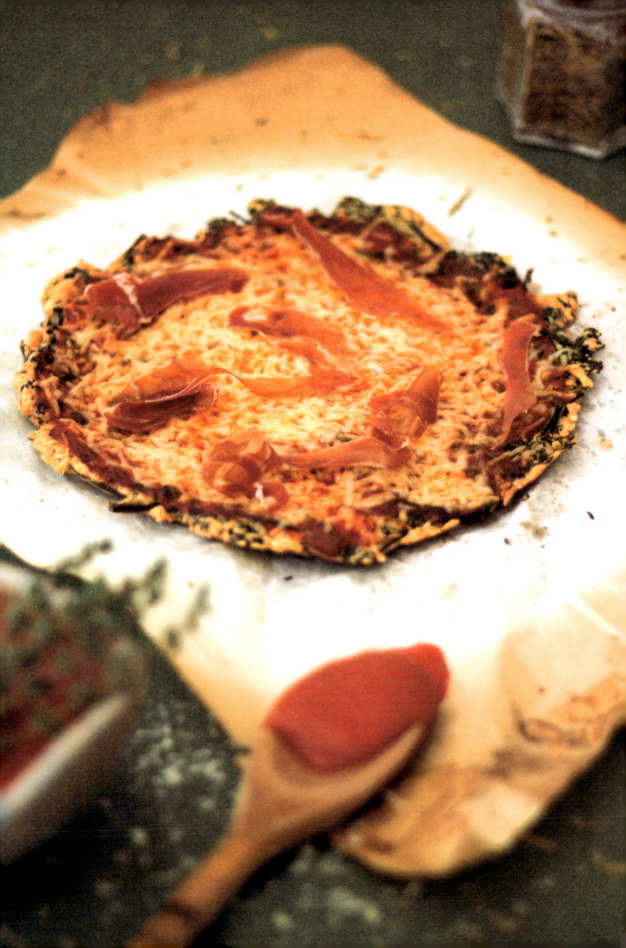

Pizza de brócolis, queijo mozarela e presunto cru

rendimento 2 porções • *tempo de preparo* 40 minutos • *nível de dificuldade* Fácil

Cobertura
2 colheres (sopa) de passata ou polpa de tomate
½ xícara de queijo mozarela ralado no ralo grosso
2 bolas médias de queijo mozarela de búfala cortadas em fatias
orégano a gosto
50 g de presunto cru fatiado

Massa
2 xícaras de buquês de brócolis
1 ovo
1 xícara de queijo parmesão ralado

> Congele o caule dos brócolis para outras preparações. Você pode fazer a massa, pré-assar e guardar na geladeira por até 3 dias.

Massa

1. Cozinhe e escorra os buquês de brócolis, amasse-os com um garfo e coloque sobre um pano de prato. Junte as pontas do pano de prato formando uma trouxa, aperte até tirar o máximo de líquido possível.
2. Passe os brócolis para uma tigela, acrescente o ovo e o queijo parmesão e amasse até formar uma massa homogênea.
3. Abra a massa em uma assadeira forrada com papel-manteiga e asse por 20 minutos a 200 °C, ou até ficar dourada.

Cobertura

1. Espalhe a passata sobre a massa assada, cubra com a mozarela ralada, distribua as fatias de mozarela de búfala sobre ela e salpique com orégano.
2. Devolva a pizza para o forno e asse até ficar bem dourada. Retire do forno e finalize com as fatias de presunto cru. Sirva imediatamente.

Contrafilé perfeito com legumes

rendimento 2 porções • *tempo de preparo* 40 minutos • *nível de dificuldade* Fácil

Legumes

½ brócolis
1 cenoura cortada em fatias finas
1 cebola roxa cortada em fatias finas
2 dentes de alho sem casca
1 colher (sopa) de vinagre balsâmico
azeite a gosto
1 ramo de alecrim
sal e pimenta-do-reino a gosto

Contrafilé

2 bifes (200 g cada) de contrafilé
sal e pimenta-do-reino a gosto
azeite para grelhar
2 colheres (sopa) de manteiga
1 dente de alho inteiro e sem casca
1 ramo de tomilho
1 ramo de alecrim

Legumes

1. Preaqueça o forno a 180 °C.
2. Coloque os buquês de brócolis, a cenoura, a cebola e o alho em uma assadeira. Regue com o vinagre balsâmico e o azeite, tempere com o alecrim, o sal e a pimenta-do-reino. Misture bem com as mãos.
3. Leve a assadeira ao forno e asse por 30 minutos, ou até todos os legumes estarem bem assados, crocantes e dourados.

Contrafilé

1. Tempere os bifes, dos dois lados, com sal e pimenta-do-reino.
2. Em uma frigideira, coloque o azeite e aqueça bem. Quando estiver bem quente, ponha os bifes e não mexa. Se o fogo estiver muito alto, diminua um pouco.
3. Grelhe por 2 minutos de um lado e vire. Quando virar, coloque a manteiga na frigideira, junto com o alho, o tomilho e o alecrim. Incline a frigideira e vá regando a carne com a manteiga derretida. Faça isso por 1 minuto.
4. Retire do fogo, coloque os bifes em um prato e cubra-os por 5 minutos com papel-alumínio antes de servir.

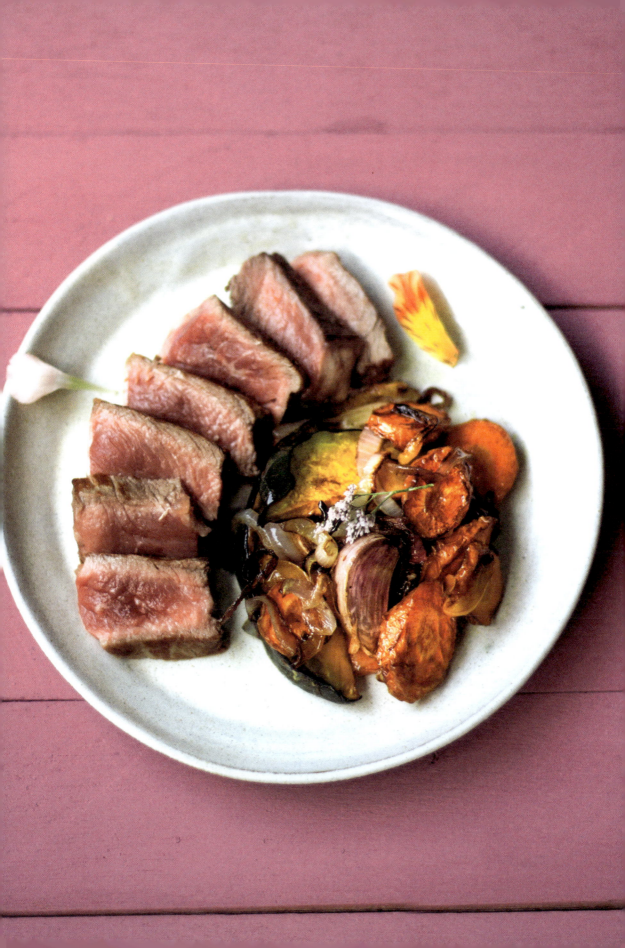

Nhoque de ricota e espinafre no forno com molho rápido de tomate

rendimento *2 porções* • ***tempo de preparo*** *20 minutos* • ***nível de dificuldade*** *Fácil*

....

Nhoque

1 xícara de ricota fresca

1 gema

½ colher (chá) de sal

⅓ de xícara de queijo parmesão ralado

½ xícara de farinha de amêndoa + um pouco para trabalhar a massa

folhas de manjericão picadas a gosto

½ xícara de espinafre congelado ou 2 xícaras de folhas de espinafre frescas

Molho de tomate

um fio de azeite

1 cebola picada

2 dentes de alho picados

sal a gosto

1 colher (sopa) de vinagre balsâmico

1 lata de tomate pelado

pimenta-do-reino a gosto

1 folha de louro

manjericão fresco a gosto

½ xícara de queijo parmesão ralado

Nhoque

1. Coloque a ricota no centro de um pano de prato limpo, feche-o como uma trouxa e esprema para escorrer o máximo de líquido que conseguir. Reserve.
2. Em uma panela grande, ferva uma boa quantidade de água.
3. Em uma tigela, junte a ricota espremida, a gema, o sal, o parmesão, a farinha de amêndoa e o manjericão. Misture bem.
4. Caso utilize o espinafre congelado, descongele no vapor ou na frigideira. Reserve até esfriar. Caso escolha as folhas frescas, separe-as do caule, lave bem e refogue com um fio de azeite e uma pitada de sal, até murchar. Coloque em uma tábua e pique bem. Reserve até esfriar. Incorpore o espinafre cozido e frio na massa.
5. Polvilhe uma superfície lisa e limpa com farinha de amêndoa e amasse um pouco a massa para que fique lisa e homogênea. Mas cuidado para não trabalhar a massa em exagero, ou ela ficará mole e aguada.
6. Ainda sobre a superfície enfarinhada, faça rolinhos com a massa e, com uma faca, corte nhoques de mais ou menos dois dedos cada.
7. Em pequenas porções, cozinhe os nhoques por 3 minutos e pronto.

Molho de tomate

1. Em uma panela, coloque um fio de azeite e refogue a cebola e o alho com um pouco de sal, até ficar dourado.
2. Acrescente o vinagre e o tomate pelado. Ajuste o tempero com um pouco mais de sal, a pimenta-do-reino e o louro.
3. Deixe cozinhar por 10 minutos em fogo baixo. Após esse tempo, retire do fogo e finalize com manjericão fresco.
4. Cubra os nhoques com o molho e salpique com o parmesão ralado e pimenta-do-reino.

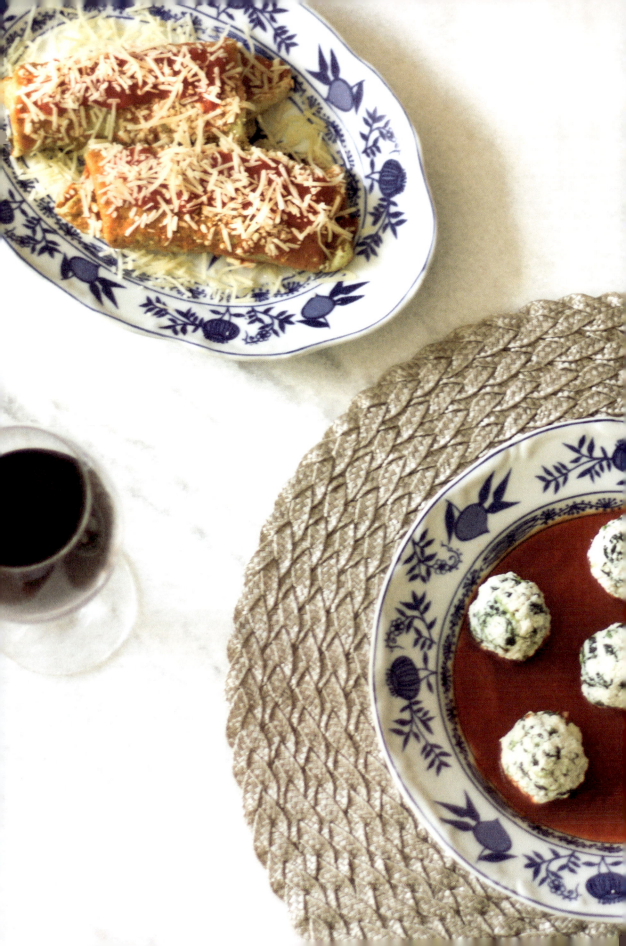

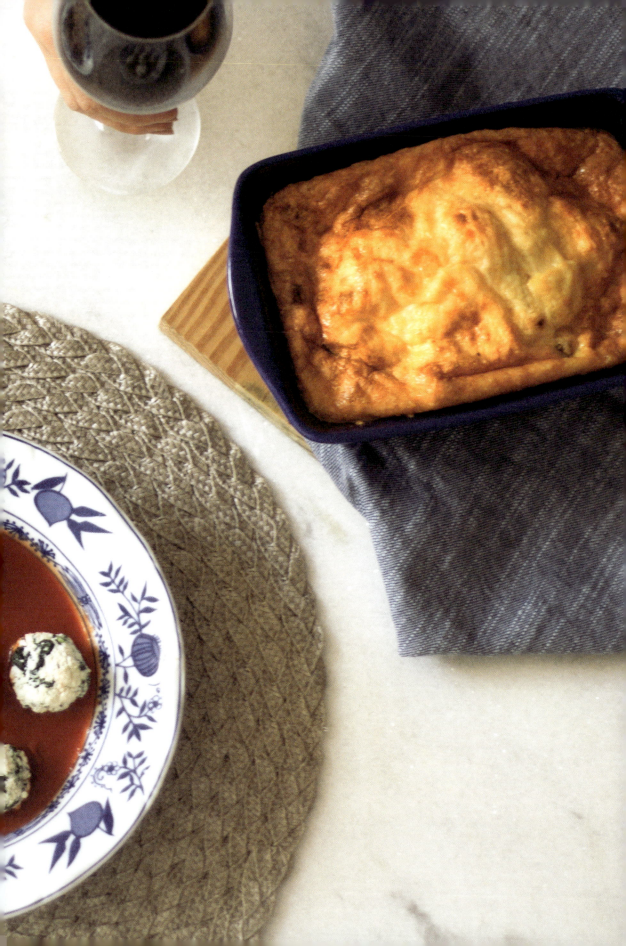

Panqueca clássica de carne à bolonhesa

rendimento 2 porções • **tempo de preparo** 40 minutos • *nível de dificuldade* Fácil

Massa
4 ovos
2 colheres (sopa) de requeijão
½ colher (sopa) de fermento químico em pó
sal a gosto
manteiga para untar

Molho à bolonhesa
azeite para refogar
½ cebola cortada em cubos pequenos
1 dente de alho picado
sal a gosto
½ salsão cortado em cubos pequenos
½ cenoura cortada em cubos pequenos
300 g de patinho moído
100 g de linguiça calabresa sem a pele picada grosseiramente
½ xícara de vinho tinto
1 xícara de passata ou polpa de tomate
1 ramo de tomilho
1 ramo de alecrim
1 folha de louro
pimenta-do-reino a gosto
½ xícara de leite integral
½ xícara de queijo parmesão

Massa

1. Em uma tigela, junte todos os ingredientes e misture até obter uma massa lisa.
2. Unte uma frigideira para panqueca ou para tapioca com um pouco de manteiga. Distribua nela ½ concha de massa por vez. Sele cada panqueca dos dois lados. Reserve.

Molho à bolonhesa

1. Em uma panela, no fogo alto, aqueça um pouco de azeite. Junte a cebola e o alho e tempere com um pouco de sal. Deixe dourar.
2. Adicione o salsão e a cenoura e deixe todos os legumes murcharem e dourarem bem. É importante que o fundo da panela fique bem seco, sem o líquido que tenha saído dos ingredientes.
3. Ainda com o fogo alto, coloque um pouco mais de azeite e acrescente a carne moída e a linguiça. Deixe dourar bem. O fogo deve estar alto para que a carne não perca muito líquido e fique ressecada.
4. Depois que a carne estiver dourada, despeje o vinho e cozinhe até quase secar todo o líquido da panela.
5. Coloque a passata de tomate, as ervas, o sal, a pimenta-do-reino e o leite. Deixe cozinhar em fogo médio por 30 minutos. Se sentir que o fundo da panela está pegando ou que o molho está secando, coloque um pouco de água. Se necessário, acerte o tempero no final do cozimento.

Montagem

1. Recheie as panquecas com uma porção da carne moída. Escorra um pouco o molho ao pegar a carne, para que as panquecas não fiquem muito molhadas.
2. Acomode as panquecas em um refratário, cubra com o restante do molho com a carne, finalize salpicando com o queijo parmesão e asse até gratinar.

Se tiver dificuldade para virar as panquecas com uma espátula, vire em um prato e depois devolva para a frigideira.

Rondelli de berinjela com creme de ricota caseiro e molho pesto

rendimento 2 porções • ***tempo de preparo*** 30 minutos • ***nível de dificuldade*** Fácil

Rondelli de berinjela
1 berinjela grande
½ xícara de vinagre de maçã
1 colher (sopa) de sal

Creme de ricota
1 ricota fresca
2 colheres (sopa) de creme de leite fresco
uma pitada de noz-moscada
sal e pimenta-do-reino a gosto

Molho pesto
1 xícara de manjericão fresco
1 dente de alho
½ xícara de azeite de oliva extra virgem
1 colher (sopa) de manteiga amolecida
½ xícara de água morna
1 colher (sopa) de pignoli ou nozes
50 g de queijo parmesão ralado
20 g de queijo pecorino ralado
sal e pimenta-do-reino a gosto

Rondelli de berinjela

1. Com um mandolim, fatie a berinjela em fatias bem finas, no sentido do comprimento.
2. Coloque as fatias de berinjela em uma panela com o vinagre e água fria, o suficiente para cobri-las. Deixe descansar por 10 minutos.
3. Enquanto isso, leve uma panela grande com água ao fogo. Adicione o sal e deixe ferver bem.
4. Coloque as fatias de berinjela na água fervendo por 30 segundos, só para que elas fiquem levemente maleáveis. Escorra-as e coloque-as imediatamente em uma tigela grande com água gelada. Deixe-as na água gelada até a hora da montagem do prato.

Creme de ricota

Em um liquidificador, misture todos os ingredientes e bata até formar um creme homogêneo e não muito mole. Guarde na geladeira até a hora da montagem.

Molho pesto

1. Em um liquidificador ou processador, coloque o manjericão, o alho, o azeite, a manteiga e a água e bata bem.
2. Acione o liquidificador no modo pulsar e acrescente pignoli e os queijos. Bata pouco para que o molho fique com uma textura rústica. Tempere com sal e pimenta.

Montagem

1. Retire as fatias de berinjela da água gelada. Escorra bem a água. Estique as fatias sobre uma superfície lisa. Coloque uma porção do creme de ricota em toda a extensão da fatia e enrole-a como um rocambole. Feche os rolinhos com palitos de dente e acomode-os lado a lado em um refratário.
2. Despeje mais um pouco de creme de ricota sobre os rolinhos e finalize com o molho pesto por cima. Asse por 10 minutos, em forno alto.
3. O rondelli também pode ser servido em temperatura ambiente. Retire os palitos na hora de servir.

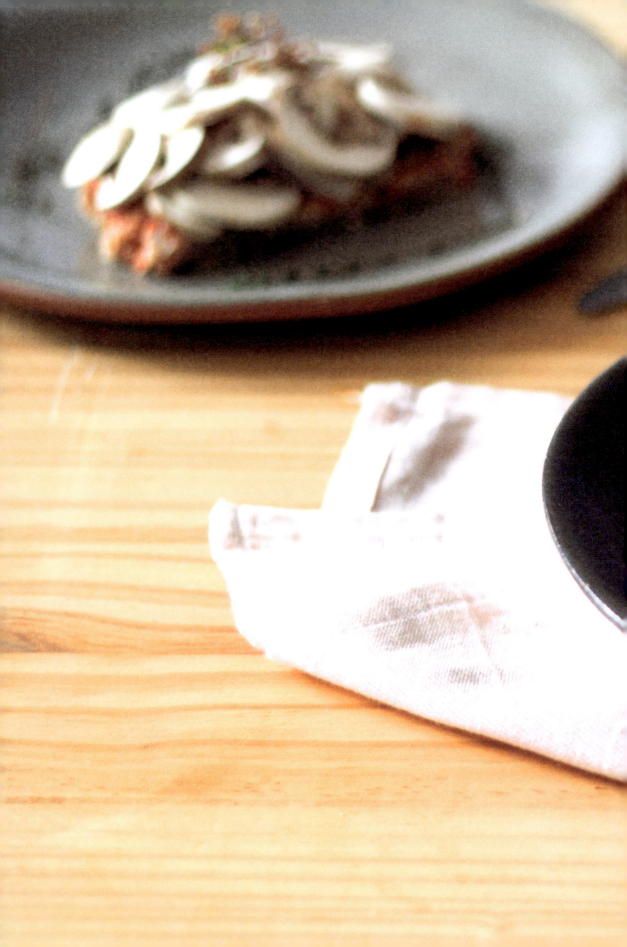

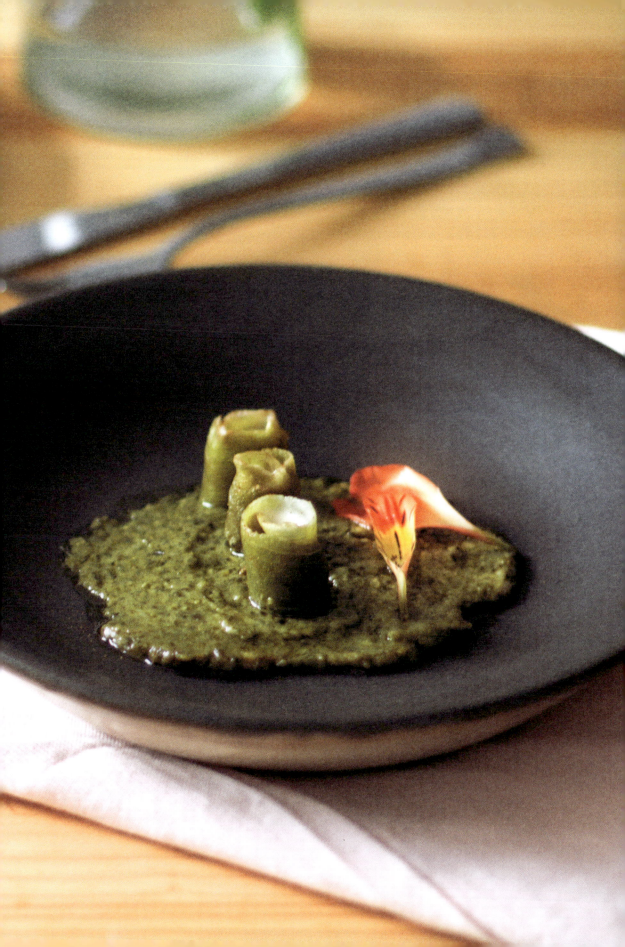

Peito de frango cordon bleu empanado com linhaça e fricassê de cogumelos

rendimento 2 porções • ***tempo de preparo*** 30 minutos • ***nível de dificuldade*** Médio

Peito de frango

4 fatias de presunto
4 fatias de queijo prato
2 peitos de frango desossados sem pele
2 ovos
1 xícara de linhaça dourada
sal e pimenta-do-reino a gosto
óleo de girassol para fritar

Fricassê de cogumelos

1 bandeja (500 g) de cogumelos frescos
1 dente de alho picado
manteiga a gosto
sal e pimenta-do-reino a gosto
¼ de xícara de vinho branco
¼ de xícara de creme de leite fresco
cebolinha picada a gosto

Peito de frango

1. Estique as fatias de presunto, coloque uma fatia de queijo sobre cada uma delas e enrole, formando 4 rolinhos. Reserve.
2. Fazendo um corte em uma das laterais, abra os peitos de frango ao meio, mas sem separar as duas metades. Recheie cada um deles com 2 rolinhos de presunto e queijo, feche os peitos de frango novamente e prenda a lateral com palitos de dente.
3. Em um prato, com a ajuda de um garfo, bata os ovos. Coloque a linhaça em outro prato.
4. Tempere os peitos de frango com sal e pimenta-do-reino e empane-os, primeiro passando nos ovos e, depois, na linhaça.
5. Em uma panela, aqueça o óleo e frite os peitos por 5 minutos. Retire-os do óleo e deixe descansar em papel absorvente, para tirar o excesso de gordura.

Fricassê de cogumelos

1. Descarte os talos dos cogumelos e corte-os em quatro.
2. Em uma frigideira grande, refogue o alho na manteiga, tomando cuidado para não queimar. Com a frigideira ainda quente, coloque os cogumelos e refogue por 2 minutos. Tempere com sal e pimenta-do-reino e aumente o fogo. Quando a frigideira estiver bem quente, coloque o vinho e deixe ferver até secar o líquido da panela.
3. Abaixe o fogo e finalize com o creme de leite e a cebolinha picada. Se necessário, acerte o tempero com sal e pimenta-do-reino antes de servir.

Macarrão tricolor de legumes com molho cremoso de alho

rendimento 2 porções • *tempo de preparo* 20 minutos • *nível de dificuldade* Fácil

Macarrão tricolor de legumes

½ cebola pequena descascada

¼ de xícara de salsinha

1 colher (sopa) de água

azeite para refogar

2 cenouras cortadas em tiras bem finas

2 abobrinhas cortadas em tiras bem finas

2 palmitos pupunha cortados em tiras bem finas

sal e pimenta-do-reino a gosto

Molho cremoso de alho

2 xícaras de creme de leite fresco

2 dentes de alho sem casca

sal e pimenta-do-reino a gosto

uma pitada de noz-moscada

Você pode usar o ralador grosso para preparar os legumes. A ideia é que eles fiquem semelhantes a um espaguete.

Macarrão tricolor de legumes

1. No liquidificador, bata a cebola, a salsinha e a água.
2. Em uma frigideira, coloque um pouco de azeite para esquentar e leve a pasta de cebola e salsinha para refogar em fogo alto, até secar todo o líquido.
3. Mantenha o fogo alto e acrescente os legumes à frigideira. Tempere com sal e pimenta a gosto. Desligue o fogo imediatamente e deixe os legumes cozinharem somente no calor da própria frigideira.

Molho cremoso de alho

1. Em uma panela, coloque o creme de leite e o alho e cozinhe em fogo baixo por 10 minutos, ou até engrossar e virar um creme.
2. Bata esse creme no liquidificador e devolva para a panela. Aqueça e tempere com o sal, a pimenta-do-reino e a noz-moscada. Sirva o molho por cima do "espaguete" de legumes.

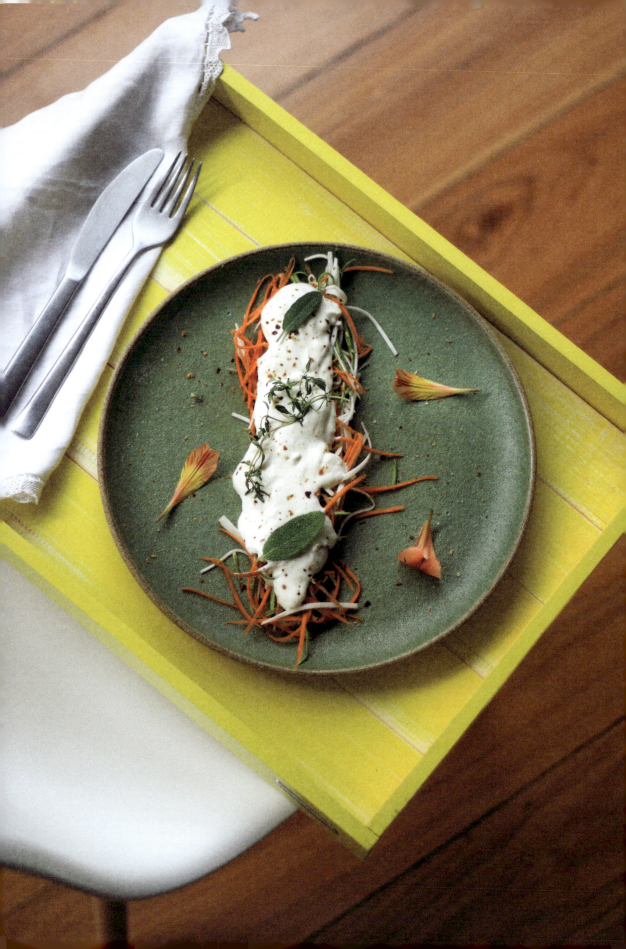

Salmão skin crocante com creme de espinafre

rendimento 2 porções • *tempo de preparo* 20 minutos • *nível de dificuldade* Fácil

Salmão
azeite para selar
2 filés (200 g cada) de salmão fresco com a pele
sal e pimenta-do-reino a gosto

Creme de espinafre
½ cebola roxa cortada em cubos pequenos
1 dente de alho
4 xícaras de folhas de espinafre
½ xícara de creme de leite fresco
uma pitada de noz-moscada
sal e pimenta-do-reino a gosto
1 colher (sopa) de manteiga

Salmão

1. Em uma frigideira, coloque azeite e deixe esquentar. Enquanto isso, tempere o salmão com sal e pimenta-do-reino.
2. Quando o azeite estiver bem quente, coloque o salmão com a pele para baixo. Não mexa. Em fogo médio-forte, sele a pele do salmão por 3 minutos (se sentir que vai queimar, reduza um pouco o fogo). Vire os filés e sele por mais 2 minutos.

Creme de espinafre

1. Em uma panela, coloque um fio de azeite e refogue a cebola e o alho. Quando estiverem macios, acrescente o espinafre e cozinhe por 1 minuto.
2. Coloque o creme de leite e tempere com a noz-moscada, o sal e a pimenta-do--reino. Aumente o fogo e deixe ferver e reduzir o creme de leite, até ficar com uma textura bem cremosa. Ainda no fogo, acrescente a manteiga e mexa vigorosamente.
3. Leve o creme ao liquidificador e bata para ficar liso e homogêneo. Sirva imediatamente sobre o salmão com a pele virada para cima.

Atum selado com purê de banana

rendimento 2 porções • ***tempo de preparo*** *40 minutos* • ***nível de dificuldade*** *Fácil*

....

Atum selado

azeite para selar

2 lombos (200 g cada) de atum fresco

sal e pimenta-do-reino a gosto

Azeite de dill

⅓ de xícara de azeite

½ xícara de dill picado

sal a gosto

Purê de banana-da-terra

2 bananas-da-terra maduras

1 dente de alho inteiro sem casca

½ xícara de leite de coco

sal e pimenta-do-reino a gosto

1 colher (sopa) de manteiga

Atum selado

1. Em uma frigideira, coloque azeite e deixe esquentar. Enquanto isso, tempere os lombos de atum com sal e pimenta.
2. Quando o azeite estiver bem quente, em fogo muito alto, sele o atum por 30 segundos de cada lado. O objetivo é tostar a parte de fora e manter o interior cru.

Purê de banana-da-terra

1. Em uma panela grande, coloque água suficiente para cobrir as bananas. Cozinhe as bananas com casca e com o alho inteiro até as cascas começarem a abrir. Escorra, descarte a água do cozimento, mas reserve o alho.
2. Em um liquidificador ou mixer, bata as bananas e o alho com o leite de coco.
3. Quando obtiver um purê liso, coloque em uma panela, tempere com sal e pimenta-do-reino e cozinhe por 3 minutos, para que os sabores apurem.
4. Ainda no fogo, finalize com a manteiga e misture bem.

Azeite de dill

Misture todos os ingredientes com um garfo.

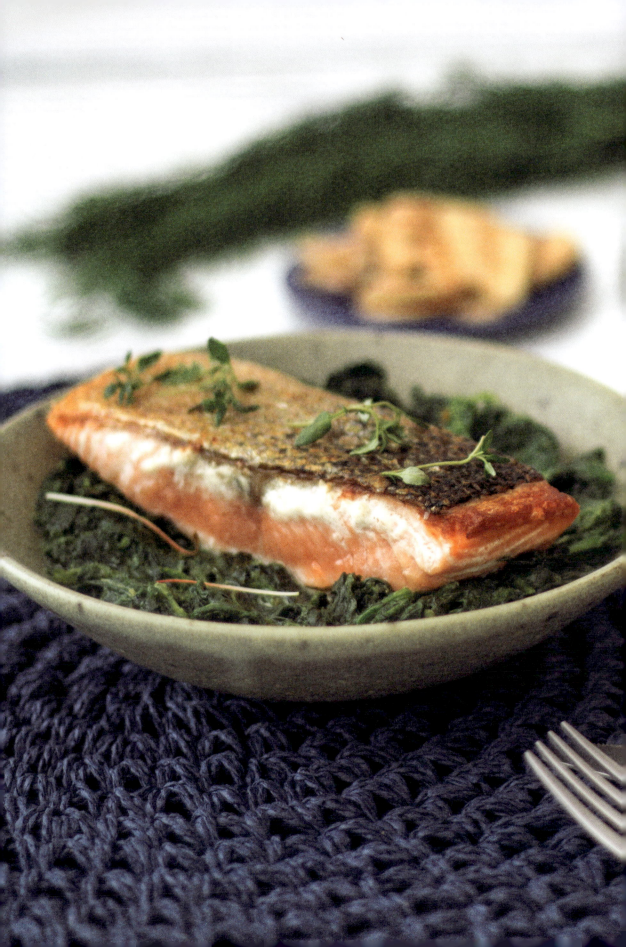

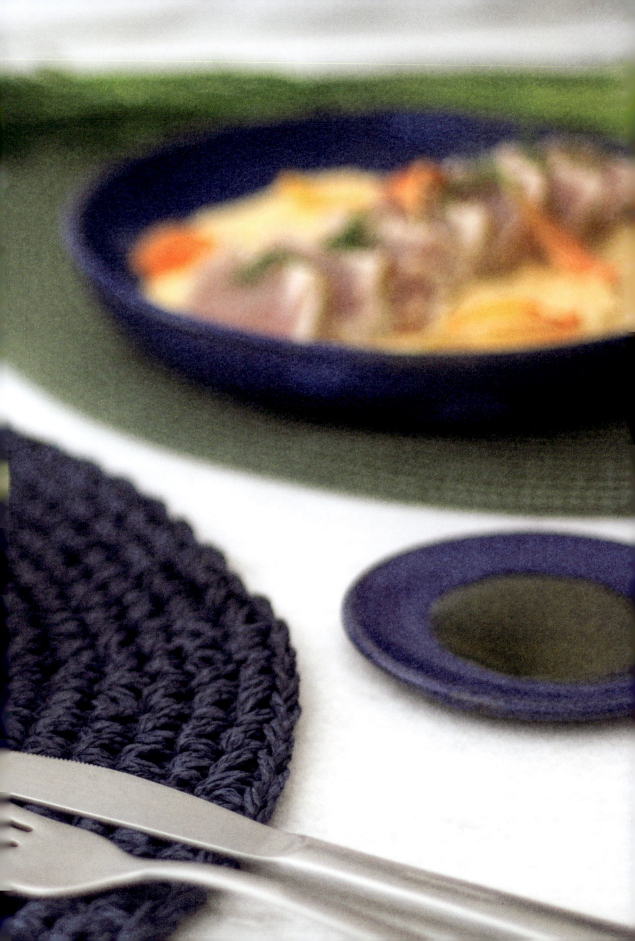

Ceviche com chips de abobrinha

rendimento 2 porções • ***tempo de preparo*** 20 minutos • ***nível de dificuldade*** Médio

Ceviche

1 cebola roxa cortada em fatias fininhas

400 g de peixe branco em filés

1 pimenta dedo-de-moça sem as sementes picada

¼ de xícara de coentro picado

suco de ½ limão

¼ de xícara de leite de coco

sal e pimenta-do-reino a gosto

Chips de abobrinha

2 abobrinhas

sal e pimenta-do-reino a gosto

azeite a gosto

Ceviche

1 Coloque a cebola de molho, submersa em água fria, por 10 minutos.

2 Passado esse tempo, corte o peixe em pequenas tiras e coloque em uma tigela. Adicione a cebola, a pimenta dedo-de-moça, o coentro, o suco de limão, o leite de coco, o sal e a pimenta-do-reino e mexa bem.

3 Antes de servir, aguarde 10 minutos para que o limão cozinhe o peixe.

Chips de abobrinha

1 Corte a abobrinha em rodelas bem fininhas. É muito importante que sejam finas, quase transparentes, para que virem chips.

2 Coloque as fatias em uma tigela e tempere com sal e pimenta-do-reino. Despeje azeite suficiente para untar toda a abobrinha.

3 Forre um prato raso que possa ir ao micro-ondas com papel absorvente e acomode as rodelas de abobrinha lado a lado., sem sobrepor.

4 Leve ao micro-ondas por 2 a 3 minutos, interrompendo o cozimento e checando os chips a cada 30 segundos.

> Os chips ficam mais crocantes depois de 10 minutos em temperatura ambiente. Se preferir, faça os chips no forno: preaqueça a 180 °C e asse por 20 minutos em uma assadeira untada.

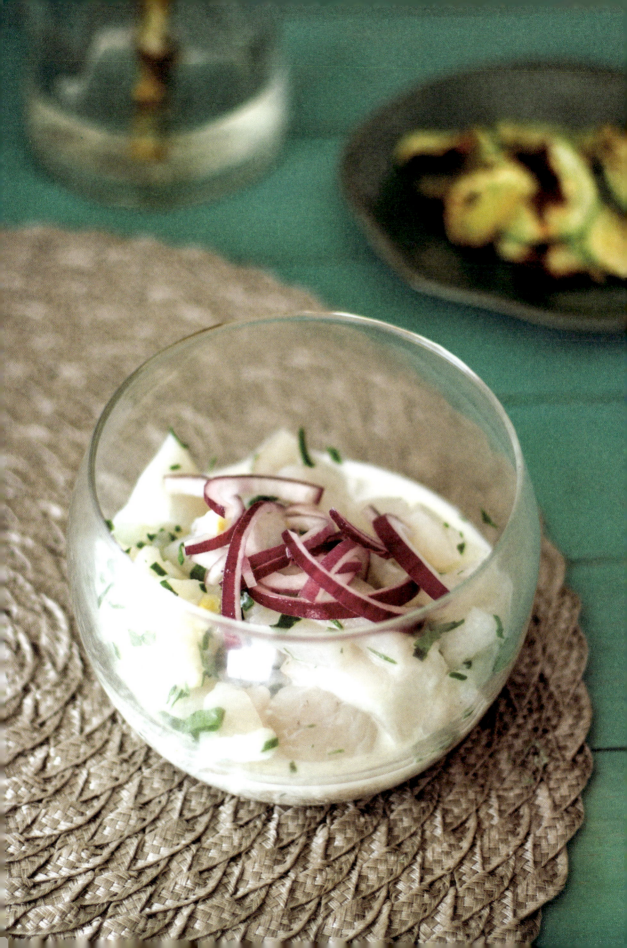

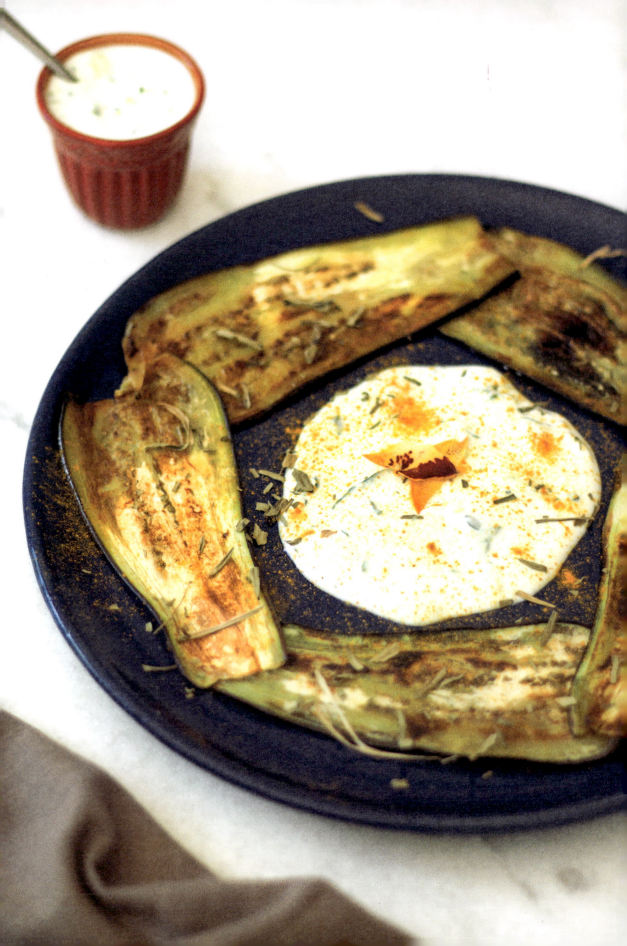

Berinjela grelhada com tzatziki

rendimento 2 porções • ***tempo de preparo*** 30 minutos • ***nível de dificuldade*** Médio

Berinjela grelhada
um fio de azeite
2 berinjelas cortadas em fatias bem finas
½ colher (chá) de páprica
sal e pimenta-do-reino a gosto

Tzatziki
1 pepino japonês ralado no ralo grosso
sal a gosto
250 g de iogurte grego
2 colheres (sopa) de azeite
2 dentes de alho inteiros sem casca
1 colher (sopa) de endro ou hortelã picada
1 colher (chá) de vinagre de maçã
pimenta-do-reino a gosto

Berinjela
1. Em uma frigideira, aqueça um fio de azeite. Enquanto isso, tempere as fatias de berinjela com a páprica, o sal e a pimenta-do-reino.
2. Grelhe as fatias, uma por uma, até ficarem douradas. Mantenha o fogo alto para que elas não fiquem muito moles. Transfira para uma travessa.

Tzatziki
1. Tempere o pepino ralado com um pouco de sal e transfira-o para um pano de prato limpo. Aguarde 5 minutos e escorra o máximo de água que conseguir.
2. Em uma tigela, junte o pepino com os demais ingredientes. Misture bem, mas delicadamente. Tempere com sal e pimenta-do-reino.
3. Guarde na geladeira por 30 minutos antes de servir.

· PETISCOS · PETISCOS · PETISCOS · PETISCOS ·

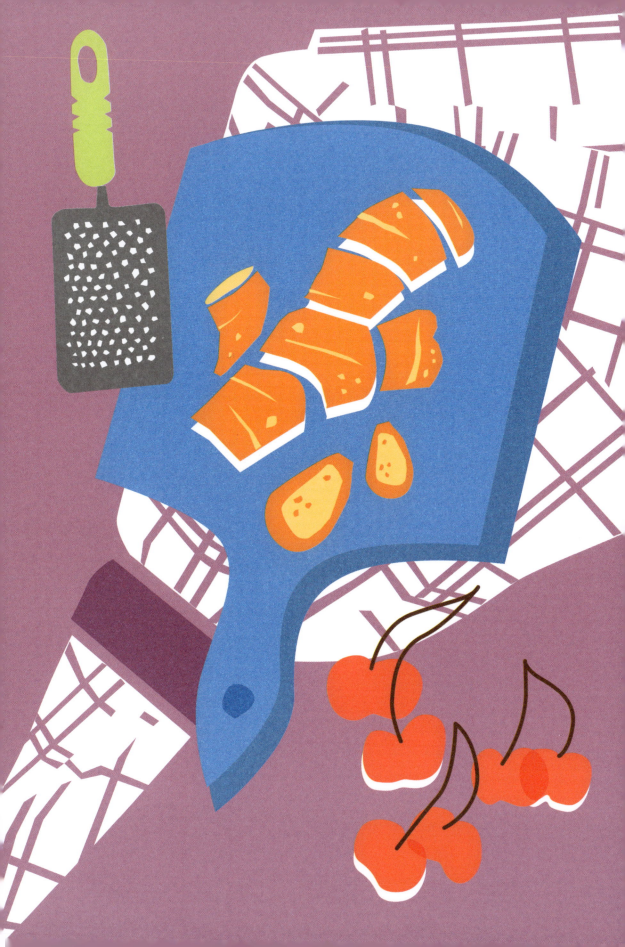

Mix de castanhas com especiarias

rendimento 10 porções • **tempo de preparo** 15 minutos • **nível de dificuldade** Fácil

2 xícaras de um mix de castanhas sem sal (castanha de caju, castanha-do-pará, nozes, amendoim etc.)
2 colheres (sopa) de adoçante culinário em pó (recomendo xilitol)
½ colher (chá) de cúrcuma em pó
½ colher (chá) de gengibre em pó
½ colher (chá) de canela em pó
½ colher (chá) de pimenta-de-caiena
1 colher (sopa) de óleo de coco
1 colher (chá) de flor de sal (opcional)

1. Preaqueça o forno a 180 °C.
2. Em uma tigela, coloque todos os ingredientes, exceto a flor de sal, e misture bem.
3. Em uma assadeira, espalhe as castanhas e asse por 20 minutos. Depois dos primeiros 10 minutos, retire a assadeira do forno, mexa bem e devolva para o forno por mais 10 minutos. Espere esfriar e salpique com a flor de sal.

Cerejas banhadas no chocolate

rendimento 10 porções • **tempo de preparo** 15 minutos • **nível de dificuldade** Fácil

150 g de chocolate 70% cacau ou mais
10 cerejas frescas

1. Quebre o chocolate em pedaços pequenos e coloque em uma tigela. Derreta-o em banho-maria ou no micro-ondas (parando de 30 em 30 segundos para mexer com uma colher).
2. Banhe as cerejas no chocolate ainda quente. Acomode-as em um prato e espere o chocolate secar. Conserve na geladeira.

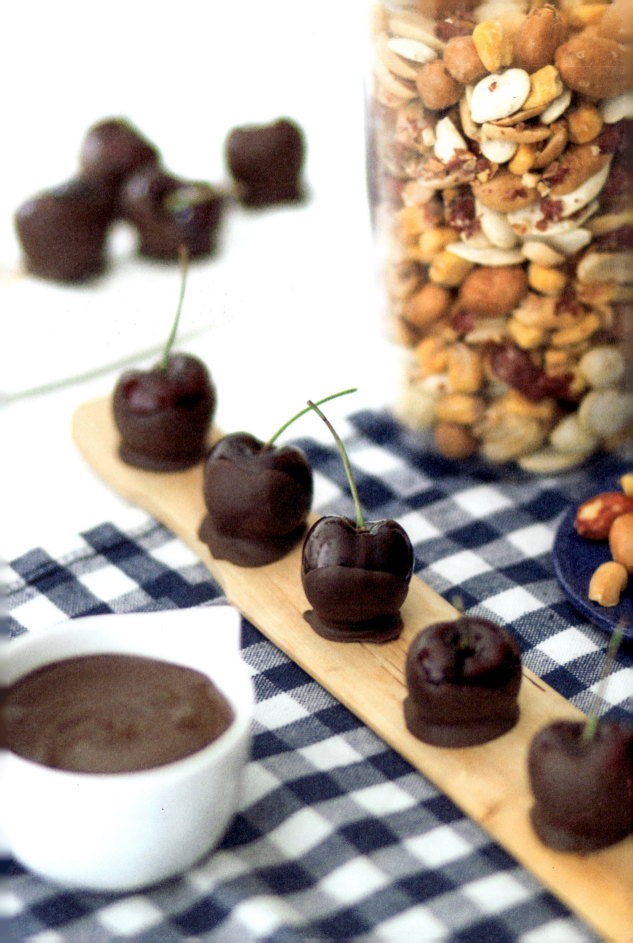

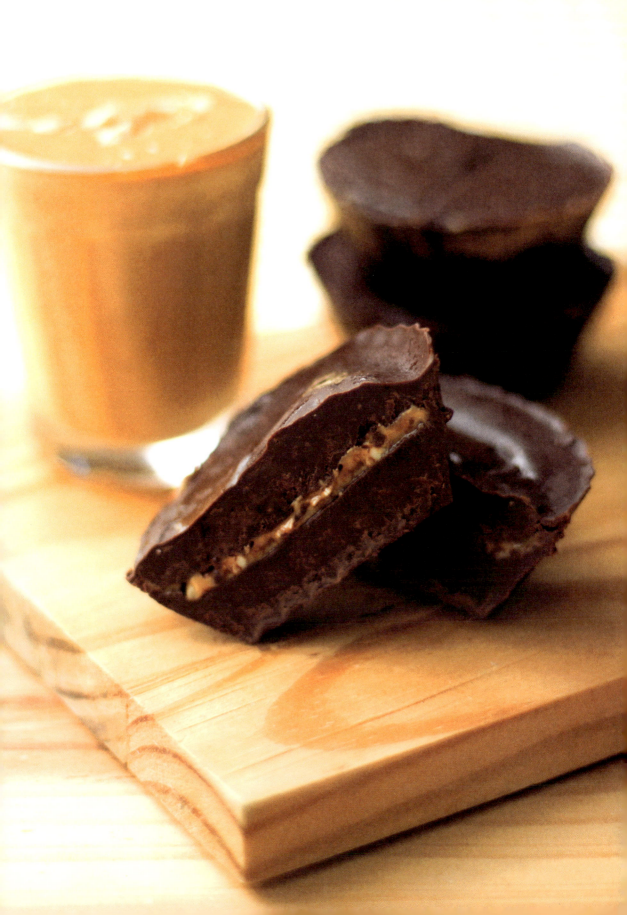

Copinhos de chocolate com amendoim

rendimento 6 porções • ***tempo de preparo*** 25 minutos • ***nível de dificuldade*** Fácil

....

200 g de chocolate 70% cacau ou mais
½ colher (sopa) de óleo de coco
1 xícara de pasta de amendoim sem açúcar

1 Pique o chocolate em pequenos pedaços. Junte o óleo de coco e derreta o chocolate em banho-maria ou no micro-ondas (parando de 30 em 30 segundos para mexer com uma colher).

2 Disponha 6 forminhas de cupcake de silicone e coloque 1 colher (sopa) do chocolate em cada uma. Encaixe dentro delas outra forminha de cupcake e aperte bem para moldar os copinhos de chocolate. Leve ao congelador por 10 minutos, ou até o chocolate firmar.

3 Passado esse tempo, retire as 6 forminhas da parte de dentro e recheie os copinhos com ½ colher (sopa) de pasta de amendoim. Leve ao congelador por mais 10 minutos.

4 Retire do congelador e preencha os copinhos até a borda com o chocolate restante. Devolva ao congelador e deixe resfriar por, no mínimo, mais 20 minutos antes de servir.

Biscoitinhos de coco

rendimento *40 porções* • ***tempo de preparo*** *15 minutos* • ***nível de dificuldade*** *Fácil*

¾ de xícara de farinha de coco
¼ de colher (chá) de sal
1½ colher (chá) de fermento químico em pó
6 colheres (sopa) de manteiga derretida
⅓ de xícara de óleo de coco + um pouco para untar (opcional)
¾ de xícara de adoçante culinário em pó (recomendo xilitol)
4 ovos
1 colher (sopa) de leite de amêndoa
1 colher (chá) de essência de baunilha

1. Preaqueça o forno a 180 °C.
2. Em uma tigela, misture a farinha de coco com o sal e o fermento. Reserve.
3. Em outra tigela, misture a manteiga com o óleo de coco e o adoçante e bata bem até ficar com uma consistência levemente fofa. Acrescente os ovos, o leite de amêndoa e a essência de baunilha. Mexa bem.
4. Misture os ingredientes secos aos molhados e mexa até formar uma massa consistente. Se achar que ainda está um pouco mole, adicione, aos poucos, mais farinha de coco.
5. Faça bolinhas médias e coloque-as em uma assadeira untada com óleo de coco ou forrada com papel-manteiga. Asse por 8 a 10 minutos.

Cookies de castanha de caju

rendimento 12 porções • ***tempo de preparo*** 25 minutos • ***nível de dificuldade*** Fácil

....

2 xícaras de castanha de caju

2 claras

½ xícara de adoçante culinário em pó
 (recomendo o xilitol)

óleo de coco para untar (opcional)

1. Preaqueça o forno a 220 °C.
2. Triture a castanha de caju até virar uma farinha. Reserve.
3. Bata as claras somente até espumar, não precisa virar neve. Acrescente o adoçante e misture bem. Junte a farinha de castanha e continue mexendo, até virar uma massa levemente consistente.
4. Unte uma assadeira com óleo de coco ou forre com papel-manteiga.
5. Faça bolinhas com a massa, acomode-as na assadeira e achate-as levemente, para ganhar o formato de cookies.
6. Leve a assadeira ao forno e asse por 15 a 20 minutos, tomando cuidado para que não queimem. Espere esfriar antes de servir.

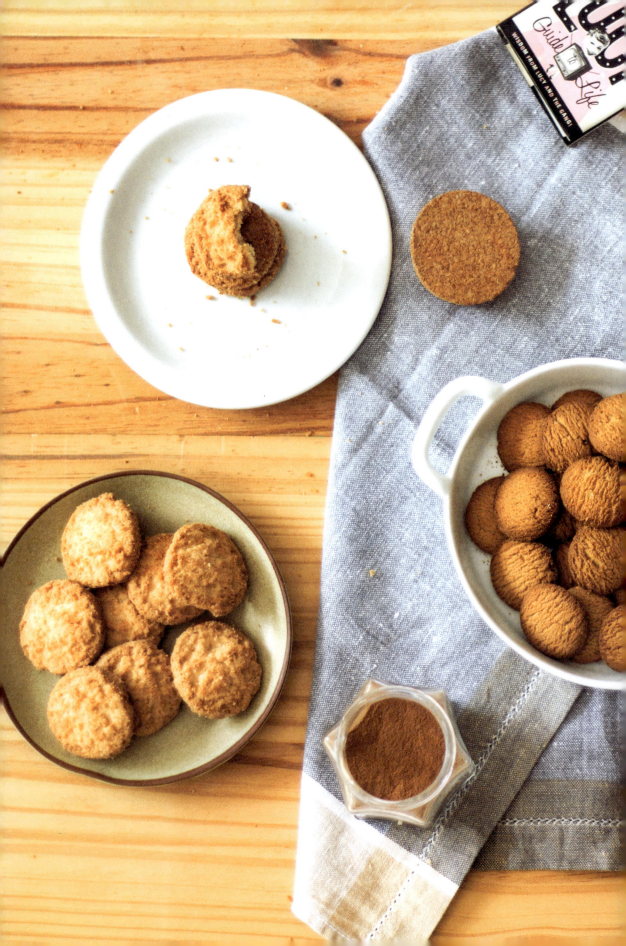

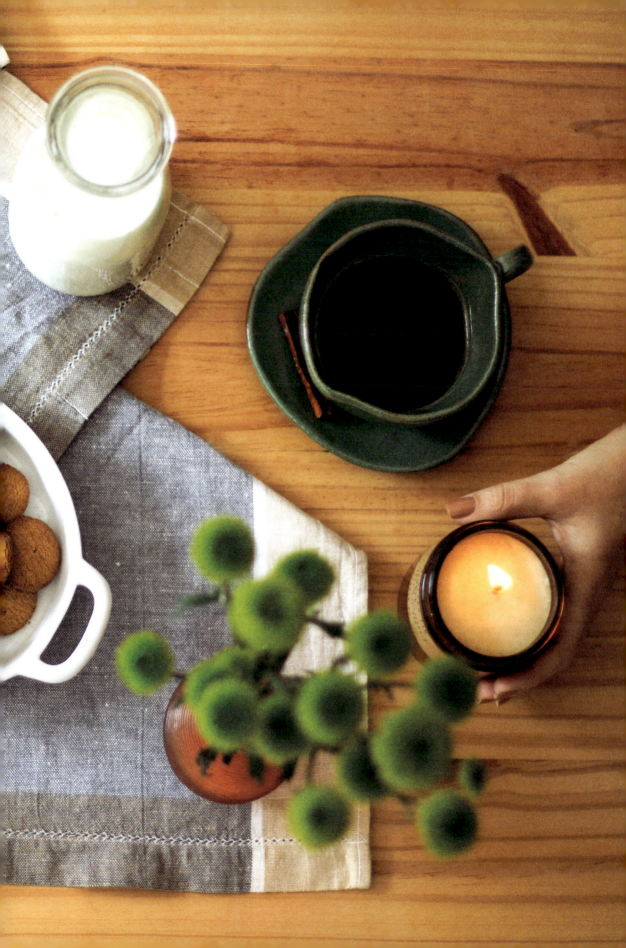

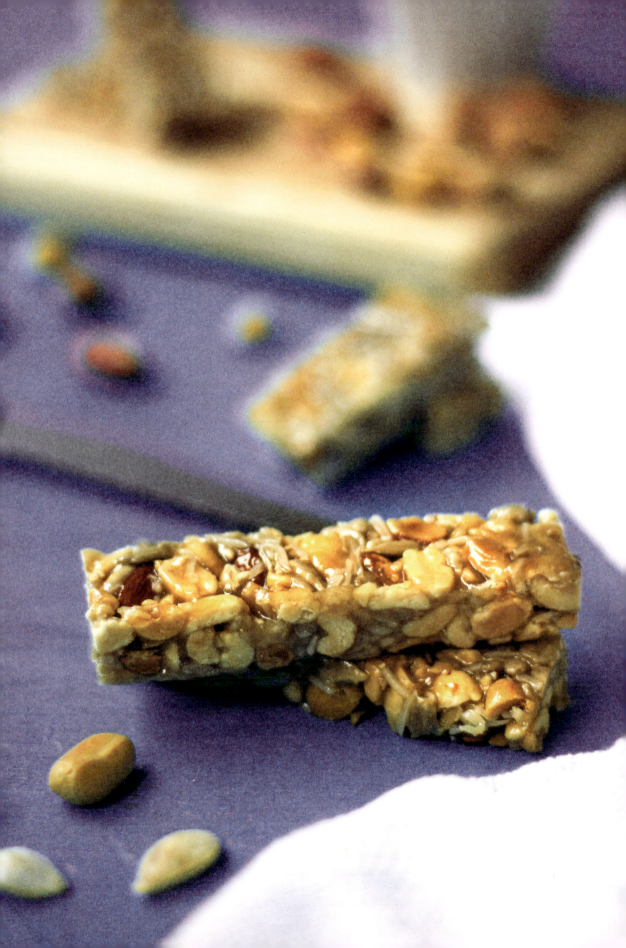

Barrinha de oleaginosas

rendimento *20 porções* • ***tempo de preparo*** *10 minutos* • ***nível de dificuldade*** *Fácil*

½ xícara de farinha de coco

¼ de xícara de amêndoa com pele triturada grosseiramente

¼ de xícara de semente de linhaça dourada

¼ de xícara de castanha-do-pará triturada grosseiramente

¼ de xícara de pasta de amendoim sem açúcar

⅓ de xícara de manteiga sem sal

1 colher (sopa) de óleo de coco + um pouco para untar

2 colheres (sopa) de adoçante culinário em pó (recomendo o xilitol)

1. Em uma tigela grande, misture muito bem todos os ingredientes.
2. Forre uma assadeira média com filme de PVC, deixando uma boa sobra para, depois, cobrir a massa. Unte com óleo de coco por cima do filme de PVC.
3. Espalhe uniformemente a massa na assadeira, cubra com a parte que sobrou do filme de PVC e leve à geladeira por 5 horas.
4. Depois desse tempo, corte em formato de barrinhas, embrulhe individualmente em papel-alumínio ou filme de PVC e mantenha-as refrigeradas.

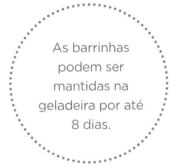

As barrinhas podem ser mantidas na geladeira por até 8 dias.

Cubinhos de queijo com azeite de ervas

rendimento 5 porções • *tempo de preparo* 10 minutos • *nível de dificuldade* Fácil

½ queijo meia cura
1 xícara de azeite extra virgem
1 colher (chá) de tomilho
1 colher (chá) de alecrim

1 colher (chá) de orégano
½ colher (chá) de molho de pimenta
½ dente de alho espremido
½ colher (chá) de vinagre balsâmico

1. Corte o queijo meia cura em cubos médios, mais ou menos do tamanho de um dado. Reserve.
2. Em uma tigela, junte todos os outros ingredientes e mexa bem com um garfo. Aguarde 10 minutos antes de servir, para que os ingredientes apurem no azeite.
3. Sirva os cubos de queijo como aperitivo acompanhados do azeite de ervas como um dip para mergulhá-los.

Palitinhos de queijo mineiro

rendimento 20 porções • *tempo de preparo* 30 minutos • *nível de dificuldade* Fácil

3 ovos
4 colheres (sopa) de manteiga derretida
2 xícaras de queijo meia cura ralado
1 xícara de farinha de amêndoa
½ xícara de farinha de coco

1. Preaqueça o forno a 180 °C.
2. Em uma tigela, bata levemente com um garfo os ovos com a manteiga derretida. Acrescente o queijo e mexa mais um pouco. Adicione a farinha de amêndoa e, por último, a farinha de coco. Misture até formar uma massa homogênea.
3. Com essa massa, forme palitos finos de 6 cm de altura e acomode-os em uma assadeira forrada com papel-manteiga.
4. Leve a assadeira ao forno e asse por 20 minutos. Aguarde esfriar antes de retirar da assadeira para que os palitinhos endureçam, pois eles não saem do forno muito firmes.

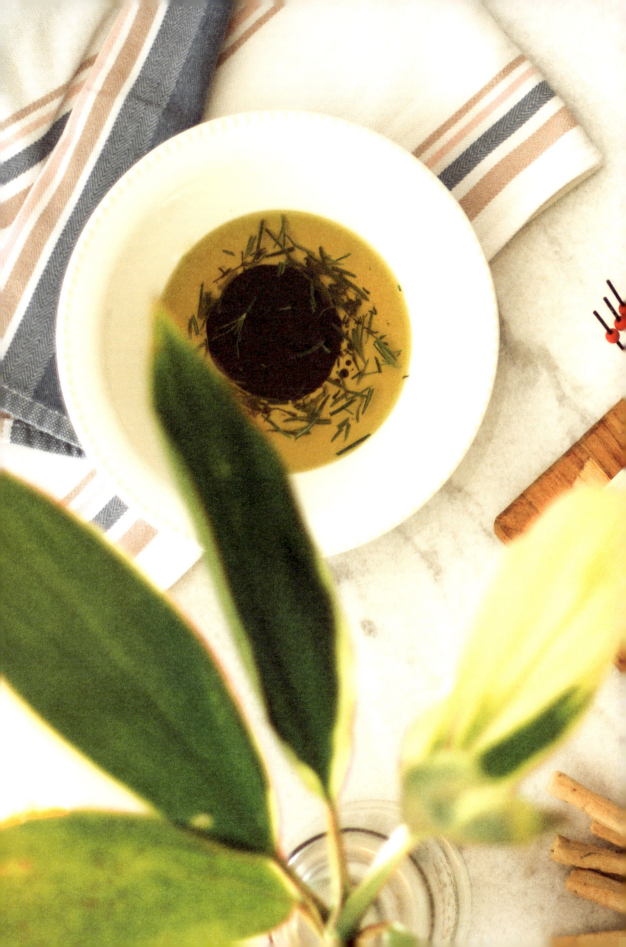

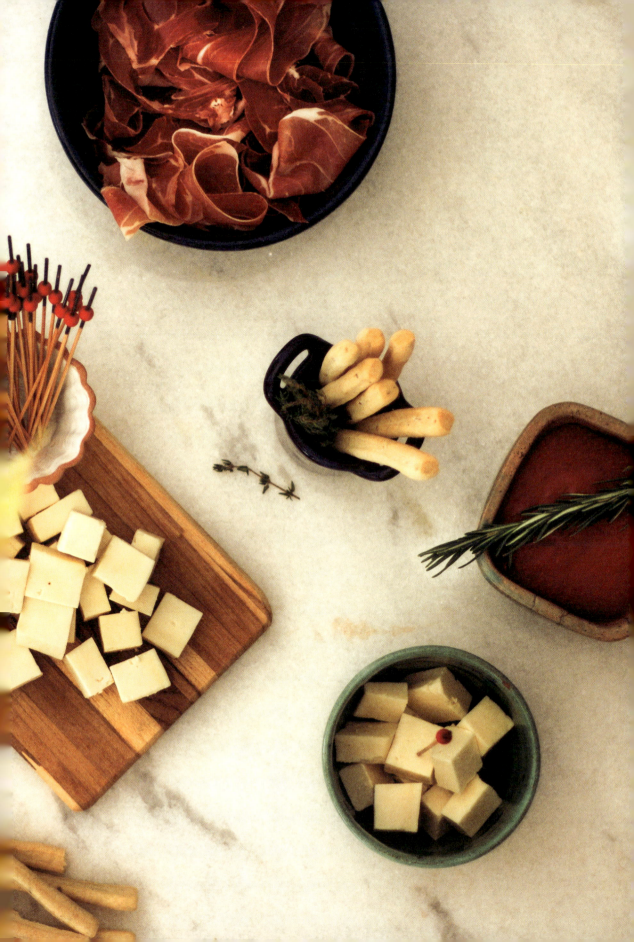

Canudinhos de abobrinha e creme de ricota

rendimento 10 porções • **tempo de preparo** 10 minutos • **nível de dificuldade** Fácil

1 abobrinha
2 xícaras de ricota fresca
1 dente de alho sem casca
½ xícara de creme de leite fresco

1 colher (chá) de páprica picante
sal e pimenta-do-reino a gosto
azeite para grelhar e regar

1. Com um mandolim, corte a abobrinha em tiras bem finas. Reserve.
2. Em um liquidificador, bata a ricota com o alho e o creme de leite fresco. Tempere com a páprica, sal e pimenta-do-reino e reserve na geladeira.
3. Em uma frigideira, aqueça bem um fio de azeite e grelhe rapidamente apenas um dos lados da abobrinha.
4. Retire do fogo, aguarde atingir a temperatura ambiente e faça pequenos rolinhos recheados com o creme de ricota. Feche-os com palitos.
5. Sirva os canudinhos em um prato, regados com um pouco de azeite.

Chips de parmesão e avocado

rendimento 5 porções • *tempo de preparo* 20 minutos • *nível de dificuldade* Fácil

1½ avocado

1¼ xícara de queijo parmesão ralado

½ colher (chá) de sal

1 colher (chá) de raspas da casca de limão

pimenta-do-reino a gosto

1. Preaqueça o forno a 180 °C.
2. Em um liquidificador, bata todos os ingredientes.
3. Forre uma assadeira com papel-manteiga e acomode sobre ela discos finos da massa.
4. Leve a assadeira ao forno e asse por 20 minutos. Retire do forno e aguarde esfriar antes de retirar os chips da assadeira.

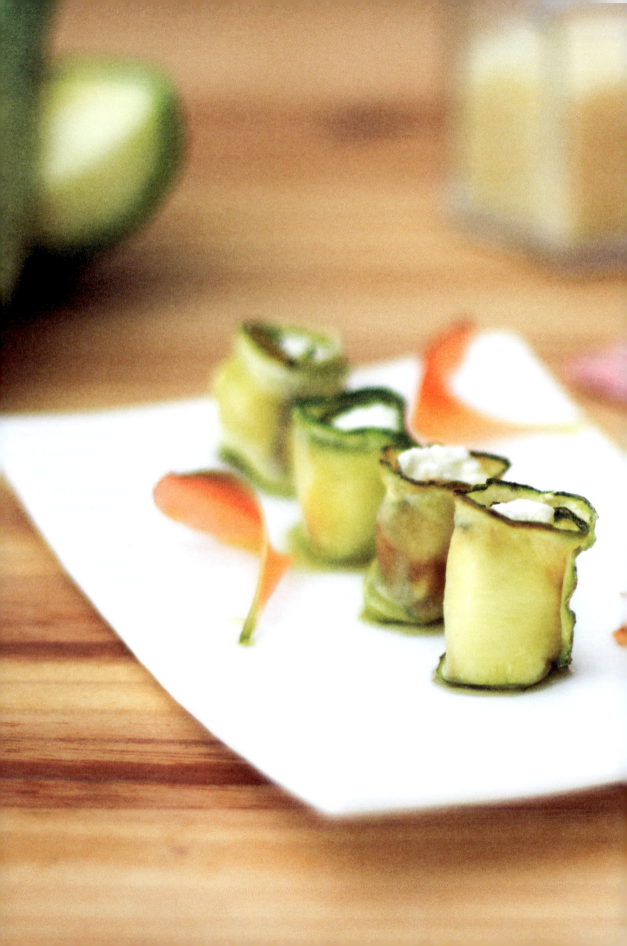

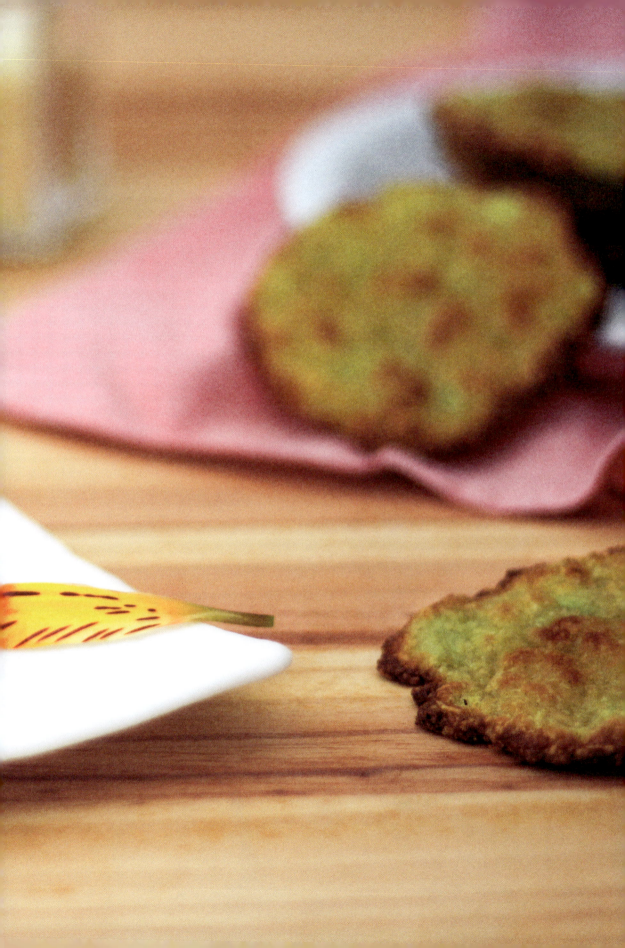

ALMOÇO DE DOMINGO · ALMOÇO DE DOMINGO ·

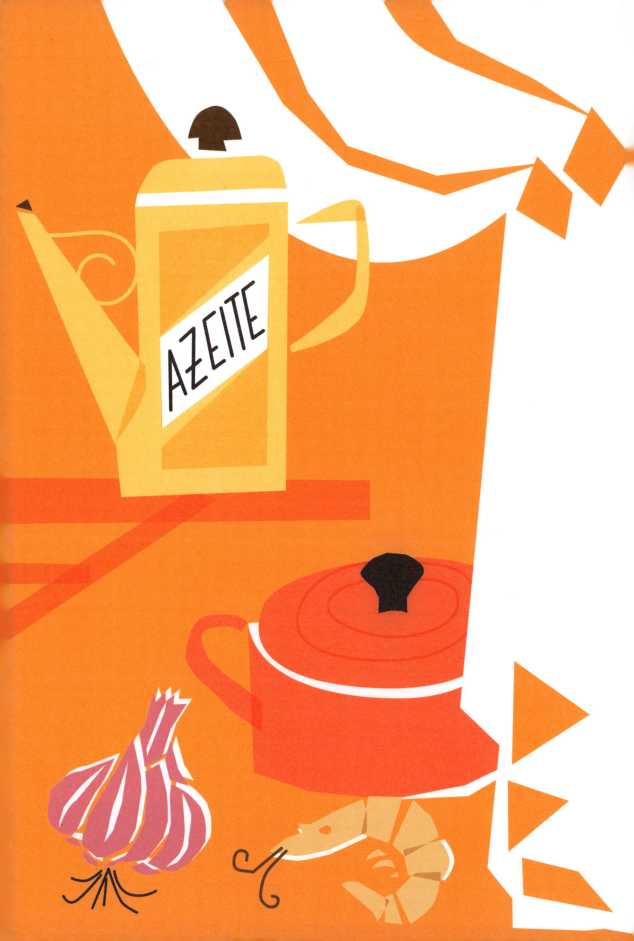

Falso bobó de camarão na moranga com farofa de coco e dendê

rendimento 4 porções • *tempo de preparo* 2 horas • *nível de dificuldade* Médio

Bobó
3 dentes de alho sem casca
1 cebola cortada em quatro
½ colher (sopa) de sal + um pouco para temperar
pimenta-do-reino a gosto
1 colher (sopa) de azeite + um pouco para regar
1 abóbora-moranga grande
400 g de camarão sem casca
suco de 1 limão
½ lata de tomate pelado picado
cheiro-verde picado a gosto
1 xícara de leite de coco
100 g de requeijão cremoso ou de corte

Farofa
1 colher (sopa) bem cheia de manteiga
2 colheres (sopa) de azeite de dendê
1 dente de alho picado
200 g de coco seco ralado sem açúcar
sal e pimenta-do-reino a gosto

Bobó

1. Preaqueça o forno a 180 °C.
2. Em um liquidificador, junte 2 dentes de alho, ½ cebola, ½ colher (sopa) de sal, um pouco de pimenta-do-reino e 1 colher (sopa) do azeite. Bata bem até formar uma pasta. Se necessário, coloque um pouco mais de azeite.
3. Abra uma tampa grande na moranga e retire os fios e as sementes. Passe a pasta em todo o interior da moranga e tampe-a novamente.
4. Embrulhe a moranga em papel-alumínio, leve ao forno e asse por 1 hora a 1 hora e 30 minutos, ou até ficar macia. Espete com uma faca para testar.
5. Enquanto a moranga esfria um pouco, tempere o camarão com o suco de limão, o sal e a pimenta-do-reino a gosto. Reserve.
6. Em uma frigideira grande, refogue a outra metade da cebola bem picadinha e o alho restante no azeite. Acrescente o camarão temperado à frigideira, que tem que estar bem quente para que o líquido do camarão seja preservado. Refogue rapidamente, apenas até o camarão ficar rosado.
7. Na sequência, acrescente o tomate e o cheiro-verde aos camarões. Junte o leite de coco e mexa bem. Prove o sal e ajuste-o, se necessário. Desligue o fogo.
8. Tire a tampa já cortada da moranga e, com ajuda de uma colher grande, raspe a polpa das laterais e do fundo, misturando bem com o tempero aplicado nas laterais para criar um purê grosso.
9. Despeje o camarão refogado com leite de coco dentro da moranga e incorpore-o nesse purê. Coloque cubos do requeijão de corte ou colheradas do requeijão cremoso por cima do camarão.
10. Leve a moranga destampada de volta ao forno apenas para gratinar. Sirva quente.

Farofa

1. Em uma panela ou frigideira média, derreta a manteiga junto com o azeite de dendê. Acrescente o alho e refogue um pouco.
2. Jogue o coco seco ralado por cima do refogado e mexa bem. Tempere com sal e pimenta-do-reino e desligue o fogo. Sirva com o bobó.

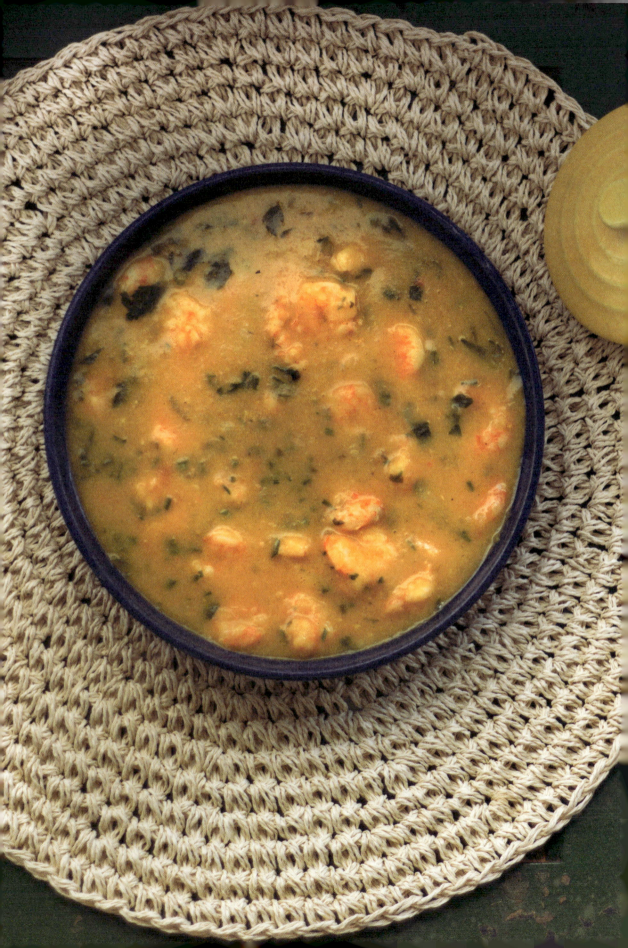

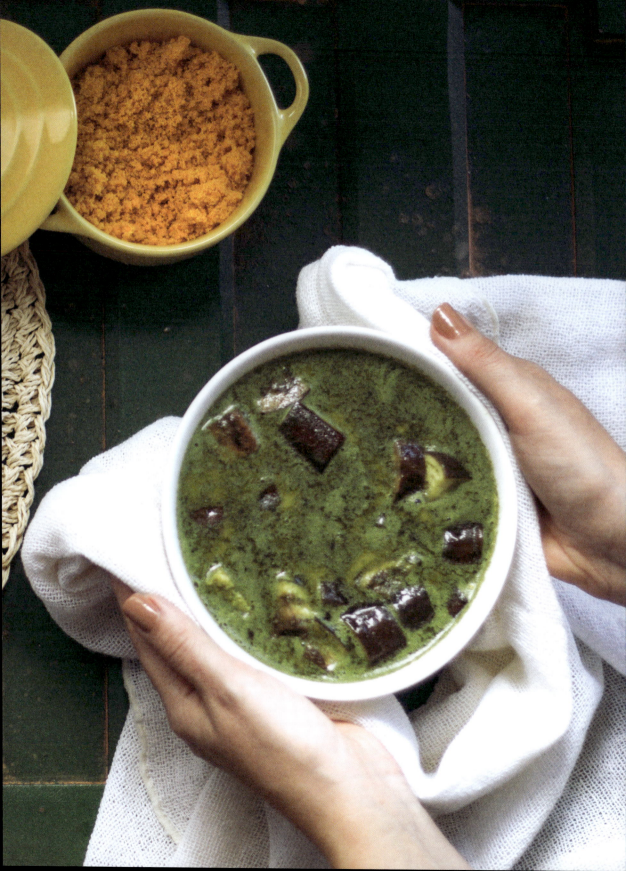

Frango com cubos de berinjela ao curry verde caseiro

rendimento 2 porções • *tempo de preparo* 1 hora • *nível de dificuldade* Médio

Curry verde

2-3 pimentas dedo-de-moça inteiras
1 talo de capim-limão
1 colher (sopa) de gengibre fresco picado
5 folhas de limão kaffir
4 dentes de alho inteiros sem casca
1 cebola inteira sem casca
5 raízes de coentro com uma parte do talo (opcional)
½ xícara de manjericão
½ xícara de folhas de coentro
1 colher (chá) de molho de peixe tailandês
1 xícara de leite de coco
1 colher (chá) de coentro em pó
1 colher (chá) de cominho em pó
¼ de colher (chá) de pimenta-do-reino branca

Frango

2 peitos de frango cortados em cubos médios
sal e pimenta-do-reino a gosto
azeite para refogar
1 dente de alho picado
1 berinjela cortada em pequenos cubos
1 maçã verde sem casca cortada em pequenos cubos
3 colheres (sopa) de curry verde caseiro (receita nao lado)
1 pote de iogurte natural
1 vidro (500 ml) de leite de coco
2 colheres de (chá) de molho de peixe tailandês

Curry verde

1 Em um processador, junte todos os ingredientes, menos as especiarias secas (coentro, cominho e pimenta-do-reino branca) e bata até formar um creme consistente e homogêneo.

2 Transfira a mistura para uma tigela e, com a ajuda de uma espátula, incorpore as especiarias, mexendo bem. Reserve.

Frango

1 Tempere o frango com sal e pimenta-do-reino.

2 Em uma panela média, aqueça bem um pouco de azeite. Coloque o frango e sele bem os cubos até ficarem dourados. Retire o frango da panela e reserve.

3 Na sequência, acrescente mais um pouco de azeite na mesma panela e o alho picado. Refogue até o alho dourar, tomando cuidado para não queimar. Acrescente a berinjela e refogue até dourar também.

4 Na mesma panela, junte a maçã, um pouco de água, uma pitada de sal e deixe cozinhar até virar um purê. Aproveite e raspe o fundo da panela com uma espátula de silicone, para garantir que o sabor do refogado seja incorporado.

5 Devolva o frango para a panela e coloque 3 colheres (sopa) do curry verde. Misture bem todos os ingredientes e adicione o iogurte, o leite de coco e o molho de peixe.

6 Cozinhe por 5 minutos em fogo alto, mexendo sempre. Ajuste o sal e a pimenta, se necessário, e sirva.

> Sirva com arroz basmati ou jasmim e também com amêndoa laminada tostada. Este prato fica ainda melhor quando feito para ser consumido no dia seguinte.

Lasanha de pupunha gratinada com ragu de linguiça

rendimento 4 porções • *tempo de preparo* 1 hora • *nível de dificuldade* Difícil

Ragu de linguiça
1 kg de linguiça calabresa
1 cebola picada
2 dentes de alho picados
azeite para refogar
1 xícara de cogumelos frescos sem o talo cortados em quatro
½ xícara de vinho tinto seco
2 latas de tomate pelado
1 xícara de água
½ colher (sopa) de pimenta calabresa
1 ramo de tomilho
1 ramo de alecrim
1 folha de louro
sal e pimenta-do-reino a gosto

Molho branco
1 garrafa (500 ml) de creme de leite fresco
1 dente de alho inteiro sem casca
1 ricota fresca inteira
½ colher (chá) de noz-moscada
sal e pimenta-do-reino a gosto

Montagem
2 pacotes de palmito pupunha in natura fatiado em lâminas finas
200 g de queijo emmental fatiado
1 xícara de queijo parmesão ralado
folhas de manjericão a gosto
um fio de azeite

Ragu de linguiça

1. Retire a pele da linguiça e descarte. Transfira para uma tigela e, com a ponta dos dedos, despedace-a em partes menores. Reserve em temperatura ambiente.
2. Em uma panela grande, refogue a cebola e o alho no azeite. Quando estiverem dourados, coloque um pouco mais de azeite, aumente o fogo e acrescente a linguiça. Doure bem, tomando cuidado para não queimar o fundo da panela; e, para isso, mexa os temperos com a ajuda de uma espátula.
3. Ainda com a panela em fogo alto, adicione os cogumelos e refogue por 2 minutos. Quando eles começarem a soltar água, acrescente o vinho. Deixe

cozinhar bem, até o líquido praticamente secar. Mexa de vez em quando, raspando sempre o fundo da panela.

4 Sem reduzir o fogo, despeje o tomate pelado com todo o líquido na panela, amasse bem com um garfo e cozinhe por 2 minutos.

5 Diminua o fogo para o médio, acrescente a água, a pimenta calabresa e as ervas frescas e deixe cozinhar por 40 minutos para o molho apurar. Acrescente um pouco mais de água sempre que considerar necessário.

6 Desligue o fogo. Deixe descansar por 5 minutos antes de provar. Acerte o sal e a pimenta-do-reino, se necessário. Reserve na própria panela até a hora de montar a lasanha.

Molho branco

1 Em uma panela pequena, leve o creme de leite fresco e o alho ao fogo médio por 10 minutos, mexendo sempre para não queimar. Espere esfriar por 5 minutos.

2 Transfira o creme com o alho para um liquidificador. Acrescente a ricota e a noz-moscada e bata bem até obter um molho liso e homogêneo.

3 Devolva o conteúdo para a panela, acerte o tempero com sal e pimenta-do--reino. Reserve uma concha grande desse molho em uma tigela. Deixe o restante na própria panela até a hora de montar a lasanha.

Montagem

1 Em um refratário grande e retangular, coloque um pouco do molho do ragu sem pedaços da linguiça. Espalhe bem pelo fundo para a lasanha não queimar enquanto assa. Coloque uma camada de pupunha, uma do ragu, uma de queijo emmental e um pouquinho do molho branco. Repita esse processo três vezes, começando sempre pela pupunha e terminando com o molho branco.

2 Finalize a lasanha com uma camada extra de lâminas de pupunha e o molho branco que estava reservado. Salpique com o queijo parmesão e algumas folhas de manjericão fresco e coloque um fio de azeite.

3 Leve ao forno e asse por 30 minutos, até gratinar. Deixe descansando por 5 minutos antes de servir.

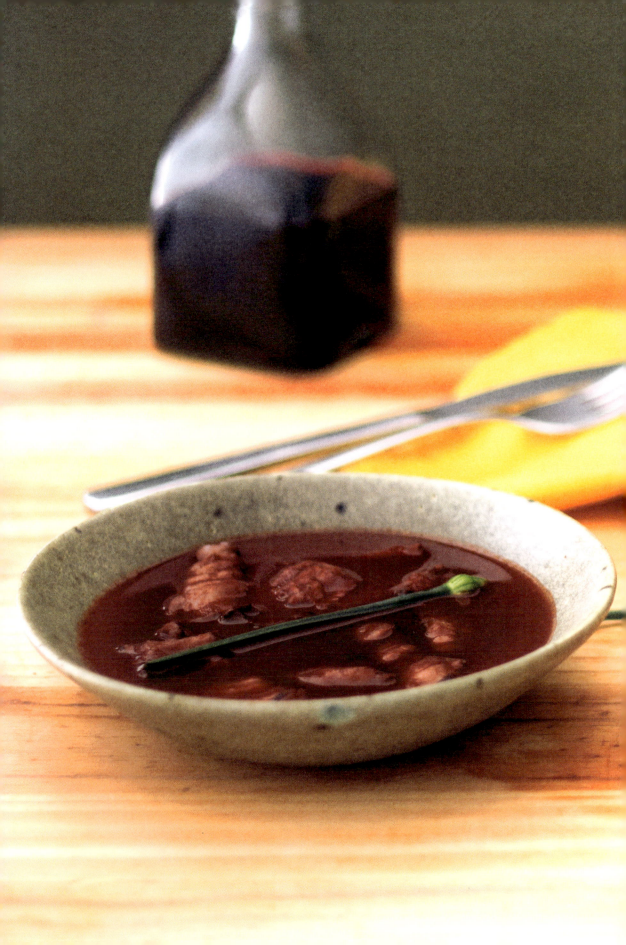

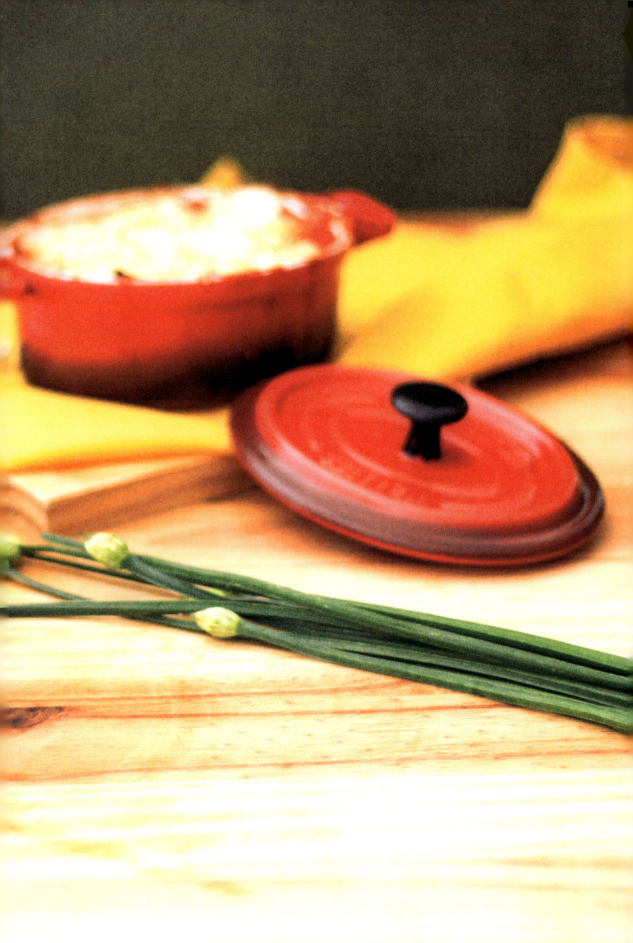

Polvo de panela cozido com vinho tinto e rosti de abobrinha

rendimento 2 porções • **tempo de preparo** 1 hora • **nível de dificuldade** Difícil

Polvo

1 polvo inteiro (2 kg)

1 colher (sopa) de sal grosso

água gelada o suficiente para cobrir o polvo

1 chouriço português ou outra linguiça seca de sua preferência

½ cebola picada

1 dente de alho picado

um fio de azeite

uma pitada de sal

uma pitada de pimenta-do-reino

1 lata de tomate pelado batido no liquidificador

1 xícara de vinho tinto seco

½ xícara de vinho do Porto

1 folha de louro

1 ramo de tomilho

1 ramo de alecrim

½ colher (chá) de pimenta calabresa

Rosti de abobrinha

2 abobrinhas raladas

1 colher (sopa) de sal

½ cebola ralada

200 g de queijo parmesão ralado

3 ovos

½ xícara de farinha de amêndoa ou farinha de coco

1 colher (chá) de fermento químico em pó

azeite ou o óleo de sua preferência para grelhar

Polvo

1. Retire a cabeça do polvo e descarte-a.
2. Em uma tigela grande, coloque o polvo com o sal grosso e a água gelada e massageie bem por 2 minutos. Lave-o, corte os tentáculos em cubos médios e reserve.
3. Retire a pele do chouriço e corte-o em cubos médios. Reserve.
4. Em uma panela grande, coloque a cebola e o alho e refogue bem em um fio de azeite. Acrescente o polvo e o chouriço e refogue mais um pouco.
5. Adicione uma pitada de sal e de pimenta-do-reino e cubra com o tomate, os vinhos tinto seco e do Porto.
6. Finalize acrescentando as ervas frescas e a pimenta calabresa, reduza para fogo baixo e deixe cozinhar por 40 minutos. Desligue a panela e acerte o tempero com sal e pimenta-do-reino, se necessário.

Rosti

1. Em uma tigela forrada com um pano de prato limpo, coloque a abobrinha e o sal. Misture bem, feche o pano e deixe descansar por 10 minutos. Passado esse tempo, esprema toda a água, até secar.
2. Em outra tigela, coloque a abobrinha escorrida, a cebola, o queijo parmesão, os ovos, a farinha e o fermento. Misture bem até obter uma massa homogênea.
3. Usando 1 colher (sopa) cheia de massa como medida, faça discos pequenos diretamente na frigideira antiaderente, como se fossem minipanquecas. Grelhe dos dois lados com um pouco de azeite.

Montagem

Em um prato fundo, coloque o polvo cozido regado com um pouco de molho e acomode 3 a 4 discos da abobrinha rosti ao lado. Sirva quente.

File à parmegiana com burrata e macarrão de cenoura alla vodca

rendimento 2 porções • **tempo de preparo** 1 hora • **nível de dificuldade** Difícil

Milanesa

1 garrafa de óleo vegetal (de sua preferência, exceto o de canola)
2 escalopes (150 g cada) de vitela
sal e pimenta-do-reino a gosto
2 ovos
1 pacote de farinha de linhaça dourada

Molho de tomate

2 dentes de alho picados
1 cebola picada
azeite para refogar
2 latas de tomate pelado
sal e pimenta-do-reino a gosto
1 folha de louro
2 copos de água
um punhado de manjericão fresco

Parmegiana

½ receita do molho de tomate
150 g de queijo mozarela em fatias
1 burrata
folhas de manjericão frescas a gosto
pimenta-do-reino a gosto

Macarrão de cenoura alla vodca

2 cenouras grandes
½ receita do molho de tomate
½ xícara de vodca
½ xícara de creme de leite fresco
sal e pimenta-do-reino a gosto
½ xícara de queijo parmesão ralado

Milanesa

1 Em uma panela média, coloque óleo suficiente para cobrir o escalope por inteiro. Leve o óleo ao fogo baixo para que ele esquente.

2 Enquanto isso, em uma superfície lisa e limpa, abra os escalopes e cubra-os com cerca de 30 cm de filme de PVC. Com o fundo de uma panela, dê batidas de leve em cima dos escalopes, um de cada vez, até que eles fiquem com cerca de 1 cm de altura. Tempere os escalopes com sal e pimenta.

3   Coloque os ovos batidos em um prato fundo e, em outro, a farinha de linhaça. Tempere os ovos e a farinha de linhaça com sal e pimenta-do-reino e empane os escalopes: passe primeiro no ovo e depois na linhaça.

4   Frite os escalopes, em imersão, no óleo quente até que estejam dourados. Retire os escalopes do óleo e acomode-os em um prato fundo forrado com papel absorvente para escorrer o excesso de gordura. Reserve.

Molho de tomate

1   Em uma panela, refogue o alho e a cebola no azeite. Acrescente o tomate com o líquido e amasse com um grafo para que ele se desfaça. Tempere com o sal, a pimenta e o louro.

2   Adicione a água ao tomate e deixe cozinhar em fogo baixo por cerca de 30 minutos. Verifique sempre se o molho está pegando no fundo da panela ou se ficou muito ressecado. Caso isso aconteça, acrescente mais um pouco de água e mexa bem.

3   Acerte o tempero com sal e pimenta-do-reino, se necessário. Retire do fogo e jogue o manjericão fresco.

4   Divida o molho igualmente em dois recipientes – um será usado no parmegiana e o outro como base do molho do macarrão. Reserve.

Parmegiana

1   Em uma assadeira, coloque um pouco de molho de tomate no fundo, apenas para umedecer, e acomode os escalopes empanados lado a lado. Regue-os com mais um pouco do molho.

2   Disponha a mozarela em fatias sobre os escalopes e, por cima, o restante do molho de tomate reservado para o parmegiana.

3   Corte a burrata ao meio delicadamente e coloque cada metade sobre os escalopes. Acomode-a o mais centralizada possível, pois ela derrete muito.

4   Leve ao forno em temperatura média e asse por 15 minutos, ou até os queijos estarem bem derretidos. Finalize salpicando os escalopes com folhas de manjericão e pimenta.

Macarrão de cenoura alla vodca

1 Usando um descascador de batatas ou um mandolim, corte as cenouras como se fossem fitas compridas, finas e largas, imitando o formato de um pappardelle. Reserve.

2 Em uma panela média, despeje a metade do molho de tomate reservado para o macarrão e a vodca, leve ao fogo médio e deixe cozinhar até o líquido reduzir pela metade.

3 Acrescente o creme de leite e a cenoura e apure o molho por mais 5 minutos. Acerte o tempero com sal e pimenta-do-reino. Sirva o macarrão polvilhado com um pouco de queijo parmesão e pimenta-do-reino e acompanhado do filé à parmegiana.

> Para saber se o óleo está quente o suficiente, coloque um fósforo novo dentro da panela. Quando o fósforo acender, é hora de colocar o bife. Não se esqueça de tirar o fósforo antes de fritar. Você pode substituir o creme de leite fresco por $1/2$ lata de creme de leite sem soro.

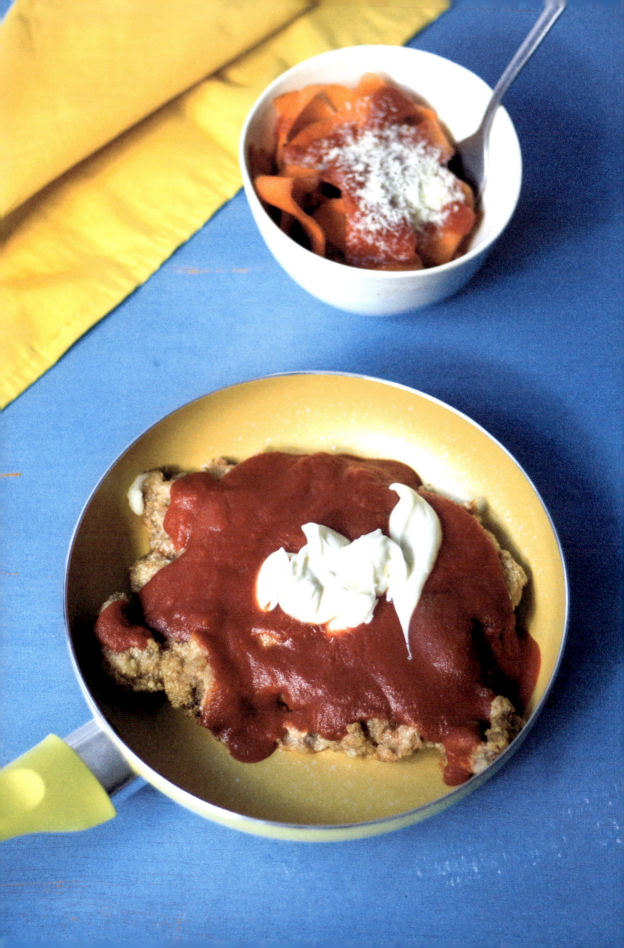

Estrogonofe de carne com batata yacon palha e arroz de couve-flor

rendimento 4 porções • *tempo de preparo* 1 hora • *nível de dificuldade* Médio

Estrogonofe

1 bandeja (500 g) de cogumelos frescos
azeite a gosto
1 colher (sopa) de manteiga
600 g de patinho cortado em tiras
1 cebola picada
2 dentes de alho picados
sal a gosto
¼ de xícara de conhaque, cachaça ou uísque
2 colheres (sopa) de extrato de tomate
2 colheres (sopa) de ketchup
2 colheres (sopa) de mostarda amarela
1 colher (sopa) de molho inglês
1 garrafa (500 ml) de creme de leite fresco
pimenta-do-reino a gosto

Batata palha

2 batatas yacon grandes
óleo de girassol para fritar
sal a gosto

Arroz de couve-flor

1 couve-flor
sal a gosto
um fio de azeite
1 dente de alho picado
1 cebola picada

Estrogonofe

1. Tire os talos dos cogumelos e corte os chapéus em fatias médias. Reserve.
2. Aqueça um fio de azeite e a manteiga e sele a carne por alguns minutos. Retire e coloque um pouco mais de azeite. Acrescente a cebola, o alho e sal e refogue por alguns minutos. Devolva a carne selada para a panela e adicione o conhaque. Junte os cogumelos, aumente o fogo e cozinhe até o líquido secar.
3. Acrescente o extrato de tomate e deglace (raspe o fundo da panela). Deixe curtir um pouco. Coloque o ketchup, a mostarda e o molho inglês.

4 Finalize colocando o creme de leite. Acerte o tempero com sal e pimenta e deixe reduzir um pouco. Sirva quente.

Batata palha

1 Descasque as batatas e rale no ralador fino. Coloque em uma tigela com água fria e deixe descansar por 20 minutos. Enquanto isso, em uma panela média, coloque óleo suficiente para submergir a batata. Aqueça o óleo em fogo baixo.

2 Passado o descanso, escorra e seque bem a batata em um pano limpo. Este passo é muito importante, pois nunca se deve misturar água e óleo quente.

3 Frite a batata em imersão no óleo quente até dourar. Retire a batata do óleo e acomode-a em uma travessa forrada com papel absorvente para escorrer o excesso de gordura. Tempere imediatamente com sal para deixá-la crocante.

Arroz de couve-flor

1 Rale a couve-flor no ralo grosso ou passe pelo processador até ficar granulada, lembrando uma farofa grossa.

2 Em uma panela grande, coloque sal e água suficiente para submergir a couve-flor ralada. Quando a água ferver, coloque a couve-flor e cozinhe por 3 minutos. Escorra e reserve.

3 Em uma frigideira grande, aqueça um fio de azeite e refogue o alho e a cebola até ficarem bem dourados. Junte a couve-flor cozida e escorrida. Em fogo médio-alto, refogue até ficar bem sequinho. Prove e acerte o sal, se necessário. Sirva com a batata palha e o estrogonofe.

> Você também pode preparar o estrogonofe com filé-mignon ou contrafilé no lugar do patinho. Se não encontrar o creme de leite fresco, substitua por 2 latas de creme de leite. Os cogumelos absorvem muita água, por isso, para higienizá-los, não os lave, apenas limpe-os com um pano úmido. A batata palha dura até 5 dias fechada em pote hermético.

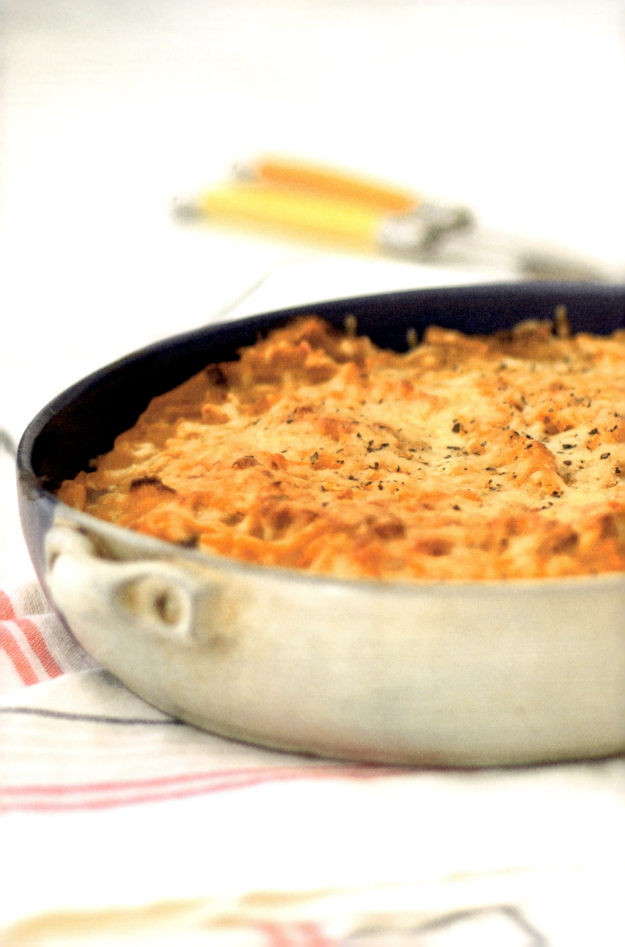

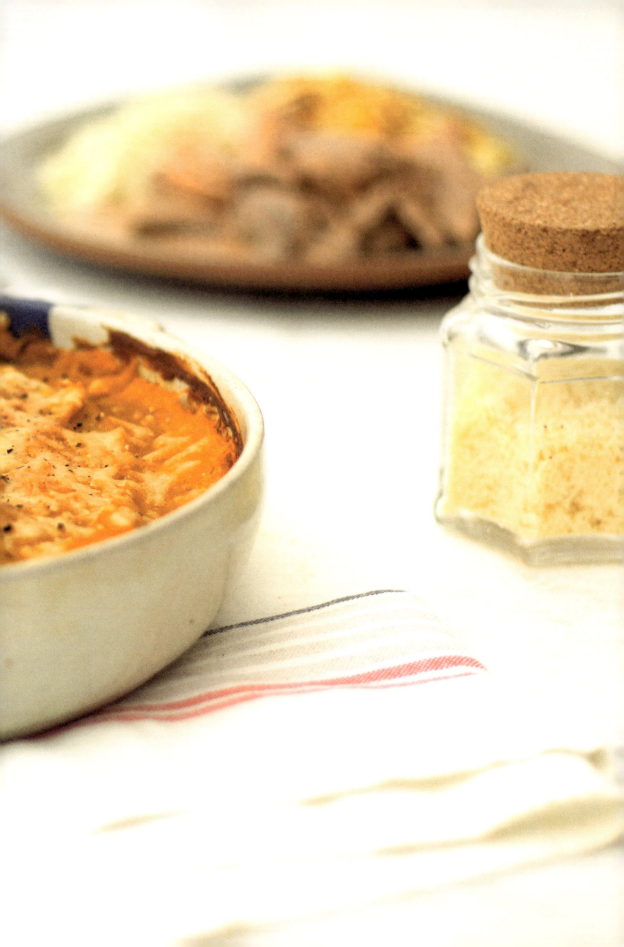

Escondidinho de carne-seca com purê de abóbora japonesa

rendimento 4 porções • **tempo de preparo** 1 hora • **nível de dificuldade** Médio

Carne-seca
500 g de carne-seca
7 xícaras de água
azeite a gosto
1 cebola cortada em meia-lua
cheiro-verde picado a gosto

Purê de abóbora japonesa
2 dentes de alho inteiros com casca
1 abóbora japonesa aberta no meio sem sementes e com casca
azeite a gosto
sal e pimenta-do-reino a gosto
1 xícara de creme de leite fresco
½ xícara de queijo coalho ralado
½ colher (chá) de noz-moscada
½ xícara de queijo parmesão ralado

Carne-seca

1. Corte a carne-seca em cubos grandes. Lave em água corrente para tirar o excesso de sal e coloque em um pote grande. Acrescente 5 xícaras de água e deixe de molho, com o pote coberto, na geladeira por 24 horas. Após esse tempo, escorra e descarte toda a água do demolho.
2. Em uma panela de pressão, coloque a carne-seca dessalgada e água fresca o suficiente para cobri-la.
   Cozinhe por 10 minutos contados a partir do momento que pegar pressão.
3. Deixe a pressão sair naturalmente e então escorra e descarte toda a água do cozimento. Coloque mais 2 xícaras de água fresca e leve a panela de volta ao fogo, para cozinhar por mais 20 minutos depois que pegar pressão. Quando estiver cozida, desfie a carne-seca com dois garfos e reserve.
4. Em uma frigideira, em fogo baixo, refogue a cebola em uma boa quantidade de azeite até dourar. Desligue o fogo e misture a carne-seca e o cheiro-verde.

Purê de abóbora japonesa

1. Preaqueça o forno a 180 °C.
2. Em uma assadeira, acomode o alho e a abóbora aberta no meio com a casca virada para baixo. Tempere com azeite, um pouco de sal e pimenta-do-reino.
3. Cubra a assadeira com papel-alumínio, leve ao forno e asse até a abóbora ficar bem cozida. Tire a assadeira do forno (mantenha-o ligado, pois será usado na finalização) e aguarde esfriar um pouco.
4. Enquanto isso, no liquidificador, bata o creme de leite com o queijo coalho e a noz-moscada até obter um creme bem homogêneo.
5. Descarte a casca da abóbora e do alho.
6. No liquidificador, junte a abóbora, o alho e o creme. Bata bem, até o purê ficar completamente liso.

Montagem e finalização

Em um recipiente médio que possa ir ao forno, acomode a carne-seca acebolada e distribua por cima dela o purê de abóbora. Salpique com parmesão. Leve ao forno preaquecido a 180 °C e asse até gratinar. Aguarde 5 minutos antes de servir.

> No dessalgue da carne-seca, a proporção no demolho é de 1 xícara de água para cada 100 g de carne.

Empadão de frango e queijo cremoso com salada de endívia

rendimento 6 porções • *tempo de preparo* 1 hora • *nível de dificuldade* Fácil

Massa
1½ xícara de farinha de amêndoa
¼ de xícara de azeite + um pouco se a massa esfarelar
uma pitada de sal

Recheio
2 peitos de frango grandes sem pele
1 ramo de alecrim
1 ramo de tomilho
1 folha de louro
1 colher (sopa) de sal
um fio de azeite
1 cebola picada
2 dentes de alho picados
1 cenoura pequena ralada
1 talo de salsão cortado em cubos pequenos
sal e pimenta-do-reino a gosto
½ xícara de vinho branco
1 xícara de passata ou polpa de tomate
1 vidro de requeijão cremoso
½ xícara de queijo parmesão ralado

Salada de endívia
3 endívias
suco de ½ limão-siciliano
1 colher (sopa) de mel
1 colher (chá) de shoyu
4 colheres (sopa) de azeite de oliva extra virgem
6 nozes picadas grosseiramente

Massa

1. Preaqueça o forno a 180 °C.
2. Misture bem todos os ingredientes até obter uma massa homogênea. Caso a massa esteja esfarelando, acrescente mais azeite.
3. Acomode a massa em uma fôrma redonda média, leve ao forno e asse por 15 a 20 minutos. Cuidado para não queimar. Retire a massa pré-assada e reserve. Mantenha o forno ligado.

Recheio

1. Em uma panela (comum ou de pressão), cozinhe os peitos de frango na água com as ervas frescas e 1 colher (sopa) de sal até ficarem bem macios. Retire o frango e descarte a água do cozimento. Espere esfriar um pouco e desfie o frango com dois garfos.
2. Enquanto isso, em uma frigideira grande ou panela, coloque um fio de azeite e refogue a cebola, depois o alho e, finalmente, a cenoura e o salsão, com um pouco de sal e pimenta-do-reino.
3. Acrescente o vinho branco à frigideira e cozinhe em fogo alto, até secar. Adicione a passata, diminua o fogo para médio e cozinhe por mais 5 minutos.
4. Desligue o fogo e junte o frango desfiado. Espere esfriar um pouco, incorpore o requeijão e misture bem. Ajuste o tempero com sal e pimenta-do-reino, se necessário. Reserve.

Montagem

1. Recheie a massa pré-assada com o creme de frango e queijo, salpique a torta com o parmesão.
2. Leve ao forno preaquecido e asse por 20 minutos, ou até o queijo derreter e gratinar.

Salada de endívia

1. Corte os pés das endívias para que você consiga separar as folhas.
2. Em uma tigela, misture o limão, o mel, o shoyu e o azeite e mexa bastante com um garfo.
3. Coloque um pouco de molho e de nozes em cada uma das folhas de endívia, como se fossem barquinhos. Sirva imediatamente.

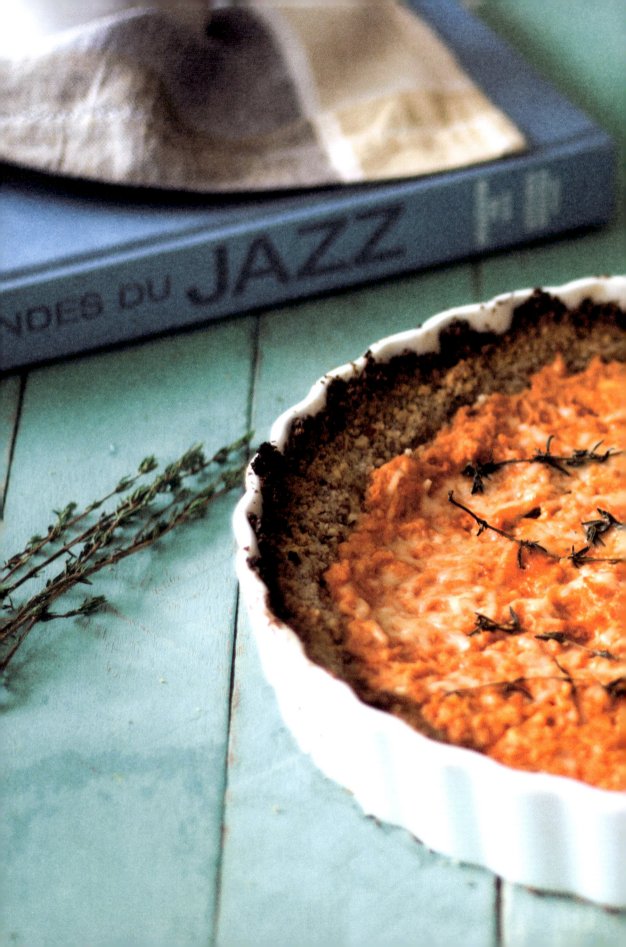

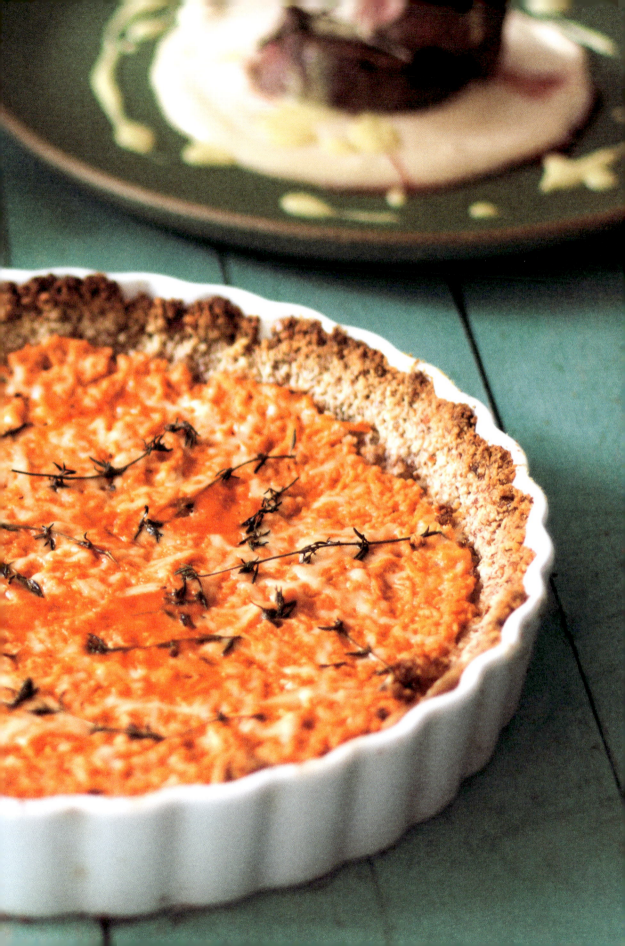

Medalhão de filé-mignon com molho de mostarda e purê de pupunha

rendimento 2 porções • *tempo de preparo* 40 minutos • *nível de dificuldade* Fácil

Purê de pupunha
500 g de palpito pupunha cortado em rodelas
1 xícara de creme de leite fresco
1 dente de alho
sal e pimenta-do-reino a gosto

Medalhão
um fio de azeite
2 medalhões (200 g cada, com 4 cm de espessura) de filé-mignon limpos
sal e pimenta-do-reino a gosto
2 dentes de alho com casca levemente amassados
2 ramos de tomilho
2 colheres (sopa) de manteiga sem sal

Molho de mostarda
azeite para refogar
½ cebola picada em pedaços bem pequenos
½ xícara de vinho branco seco
½ xícara de creme de leite fresco
1 colher (sopa) de mostarda de Dijon
½ colher (sopa) de manteiga gelada

Purê de pupunha

1. Em uma panela, coloque todos os ingredientes e cozinhe por 10 minutos, ou até o creme de leite reduzir bem.
2. Em um liquidificador, ou na própria panela usando um mixer, bata tudo muito bem, até formar um purê bem liso.
3. Ajuste o tempero com sal e pimenta-do-reino, se necessário. Reserve até a hora de servir.

Medalhão

1. Em uma frigideira média e antiaderente, aqueça um fio de azeite.
2. Enquanto isso, tempere os medalhões com sal e pimenta-do-reino.
3. Quando o azeite estiver quente, sele os medalhões, 2 minutos de cada lado. Reduza o fogo, coloque o alho com casca, o tomilho e a manteiga. Regue os medalhões com essa manteiga derretida, sem parar, por 1 minuto.
4. Retire os medalhões da frigideira, coloque-os em um prato e cubra com papel-alumínio. Reserve.
5. Escorra o excesso de gordura da frigideira, mas não lave – ela será usada no preparo do molho de mostarda.

Molho de mostarda

1. Na mesma frigideira em que os medalhões foram feitos, acrescente um pouco de azeite e refogue a cebola. Coloque o vinho branco e deixe secar quase todo o líquido.
2. Junte à cebola o creme de leite e a mostarda. Com uma espátula, raspe delicadamente o caramelizado que ficou no fundo da frigideira após selar os medalhões.
3. Deixe o molho apurar por 5 minutos. Coe, devolva para a panela e finalize adicionando a manteiga gelada. Misture bem.
4. Sirva o molho de mostarda por cima do medalhão acompanhado do purê de pupunha.

Shakshuka clássico

rendimento 2 porções • ***tempo de preparo*** 40 minutos • ***nível de dificuldade*** Fácil

1 cebola cortada em meia-lua

1 pimentão vermelho sem a parte branca e as sementes

azeite a gosto

3 dentes de alho cortados em lâminas

1 colher (chá) de páprica doce

1 colher (chá) de cominho em pó

1 colher (chá) de pimenta-de-caiena

sal e pimenta-do-reino a gosto

1 lata de tomate pelado

½ xícara de água

100 g de queijo de cabra

6 ovos

cebolinha picada a gosto (opcional)

1. Preaqueça o forno a 190 °C.
2. Em uma frigideira grande que possa ir ao forno, refogue a cebola e o pimentão no azeite e cozinhe por 20 minutos, até murcharem e dourarem.
3. Na mesma frigideira, adicione o alho laminado e todos os temperos em pó. Tempere com um pouco de sal e pimenta-do-reino. Mexa tudo muito bem.
4. Acrescente o tomate e amasse bem, para que não haja pedaços grandes. Adicione a água. Cozinhe o molho por 15 minutos e desligue o fogo. Prove e ajuste o sal, se necessário.
5. Salpique o molho com o queijo de cabra e estale todos os ovos, delicadamente, um ao lado do outro, sobre a superfície do molho.
6. Leve a frigideira ao forno e asse por 10 a 15 minutos, dependendo da textura que desejar os ovos. Polvilhe com cebolinha picada e sirva imediatamente, na própria frigideira.

> Quebre os ovos um a um em outro recipiente e não diretamente onde está sendo preparada a receita. Assim, caso haja algum ovo estragado, evitará que todos os ingredientes tenham que ser descartados.

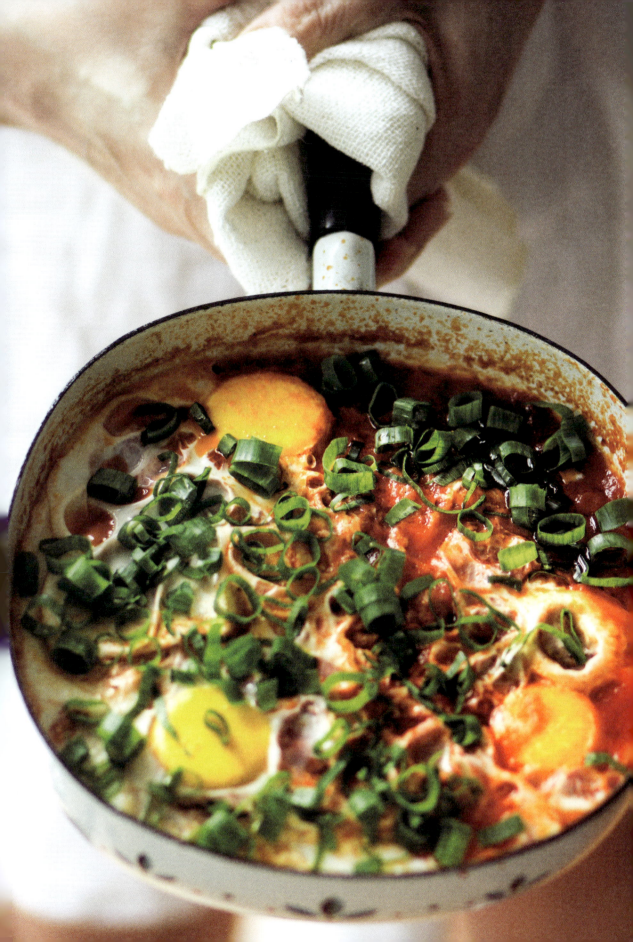

Pernil desfiado com cenoura caramelizada

rendimento *6 porções* • ***tempo de preparo*** *1 hora* • ***nível de dificuldade*** *Médio*

Pernil

1 pernil (1 kg)
sal e pimenta-do-reino a gosto
azeite para refogar
1 cebola picada
3 dentes de alho picados
1 talo de salsão picado
1 cenoura pequena cortada em cubos
1 xícara de vinho branco
suco de 2 limões-sicilianos
2 xícaras de água
2 colheres (sopa) de passata ou polpa de tomate
1 ramo de alecrim
1 ramo de tomilho
1 folha de louro

Cenoura caramelizada

6 cenouras médias descascadas cortadas ao meio no sentido do comprimento
sal e pimenta-do-reino a gosto
1 colher (sopa) de vinagre balsâmico
1 colher (sopa) de manteiga
azeite para refogar

Cenoura caramelizada

1. Tempere as cenouras com sal, pimenta-do-reino e o vinagre balsâmico.
2. Em uma frigideira grande, em fogo médio, coloque a manteiga e azeite e deixe esquentar. Salteie as cenouras na manteiga por 8 minutos. Cuidado para a manteiga não queimar, assim, sempre que necessário, coloque mais um pouco de azeite. As cenouras estarão prontas quando douradas e levemente macias.

Pernil

1. Limpe o pernil, retirando o excesso de gordura. Corte-o em pedaços médios e mantenha o osso em um desses pedaços. Tempere com um pouco de sal e pimenta-do-reino.
2. Em uma panela de pressão, coloque azeite e deixe esquentar. Quando o azeite estiver quente, sele as peças de pernil aos poucos, dois ou três pedaços por vez, e reserve as peças em uma tigela.
3. Reduza o fogo, coloque mais um pouco de azeite e refogue bem a cebola, o alho, o salsão e a cenoura com um pouco de sal.
4. Acrescente o vinho branco e, com a ajuda de uma espátula, raspe delicadamente o fundo da panela, para soltar o sabor do fundo. Cozinhe por 5 minutos.
5. Adicione o suco de limão, a água e a passata. Mexa muito bem e devolva as peças de pernil para a panela. Tempere com o tomilho, o alecrim e o louro.
6. Tampe a panela de pressão e aumente para fogo alto. Quando a pressão começar, reduza para fogo médio-baixo e deixe cozinhar por 45 minutos.
7. Quando der esse tempo, desligue o fogo e aguarde a pressão sair. Retire as peças de pernil e reserve.
8. Coe o molho e coloque em uma panela. Prove e ajuste o tempero com sal e pimenta-do-reino, se necessário. Se quiser um molho mais consistente, deixe reduzir um pouco em fogo médio até chegar à textura desejada. Separe um pouco de molho para servir à parte na hora e deixe o restante na panela.
9. Usando 2 garfos, desfie o pernil em lascas grandes e devolva a carne desfiada para a panela com o molho. Prove novamente e mais uma vez ajuste o tempero com sal e pimenta-do-reino, se necessário.
10. Sirva acompanhado das cenouras caramelizadas e de um pouco mais de molho.

> Nunca descarte o osso antes de cozinhar ou assar uma carne. Graças ao colágeno, ele garante um molho mais gostoso e com mais estrutura. Ao derreter a manteiga para saltear os ingredientes, não use fogo muito alto para não queimá-la.

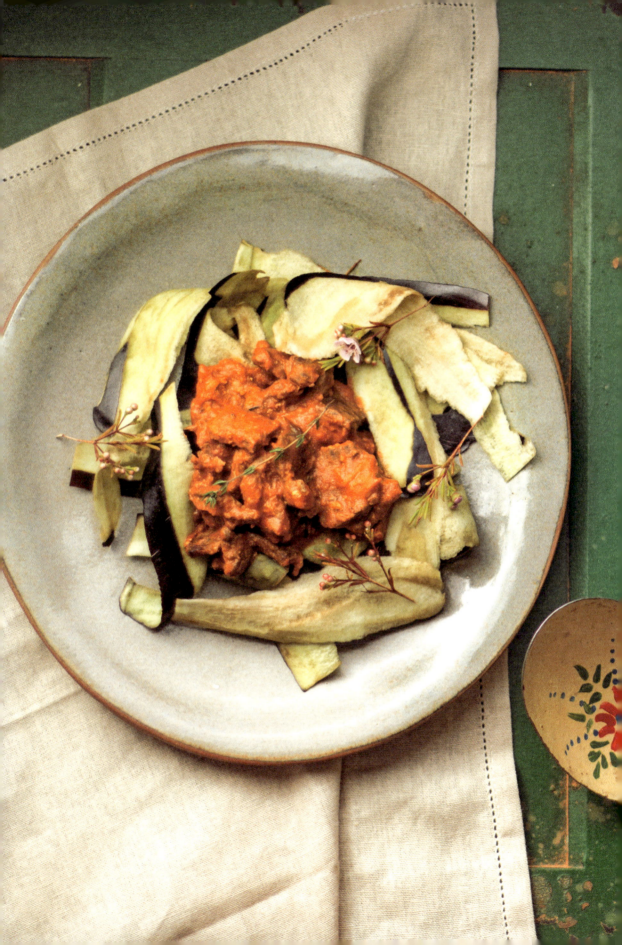

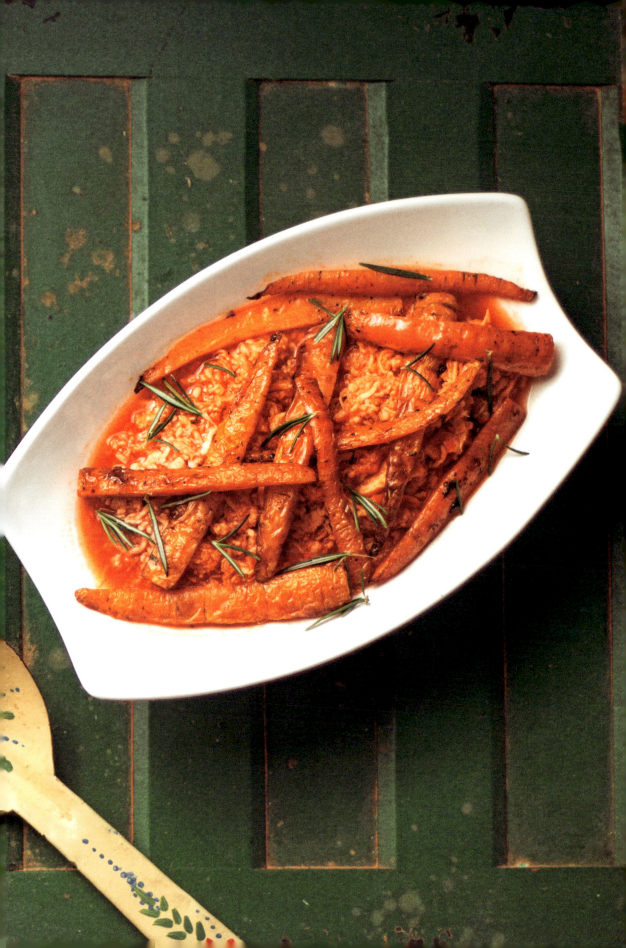

Carne assada da vovó com pappardelle de berinjela

rendimento 6 porções • *tempo de preparo* 1 hora • *nível de dificuldade* Médio

Carne assada

600 g de lagarto redondo
sal e pimenta-do-reino a gosto
azeite para refogar
1 cebola roxa cortada em meia-lua
2 dentes de alho picados
200 g de bacon sem o couro picado
1 bandeja (500 g) de cogumelo-de-paris sem o talo cortado em quatro
1 xícara de vinho tinto seco
1 lata de tomate pelado
1 folha de louro
queijo parmesão ralado a gosto

Pappardelle de berinjela

2 berinjelas médias
1 colher (sopa) de vinagre de maçã (ou qualquer outro vinagre claro)
azeite a gosto
1 colher (sopa) de manteiga
1 dente de alho inteiro com casca
sal e pimenta-do-reino a gosto

Carne assada

1. Corte o lagarto em fatias de dois a três dedos de espessura. Tempere com sal e pimenta-do-reino.
2. Em uma panela de pressão, aqueça um pouco de azeite. Sele as fatias de carne, pouco a pouco, sem encher a panela. Reserve.
3. Na mesma panela, coloque mais um pouco de azeite e refogue a cebola, o alho e, na sequência, o bacon. Deixe tudo dourar bem.
4. Aumente um pouco o fogo e coloque o cogumelo. Refogue por 2 minutos e regue com o vinho tinto. Cozinhe por 5 minutos e então acrescente o tomate e 2 xícaras de água. Mexa bem.

5   Devolva as fatias de carne para a panela, acrescente o louro, feche a tampa e leve ao fogo alto. Assim que pegar pressão, reduza para fogo baixo e deixe cozinhar por 40 minutos. Depois desse tempo, desligue o fogo e espere a pressão sair naturalmente. Abra a panela, retire as carnes e descarte o louro.

6   Desfie grosseiramente a carne com dois garfos e devolva para o molho. Prove, acerte o tempero com sal e pimenta-do-reino.

7   Leve a panela mais uma vez ao fogo baixo e deixe apurar os sabores por 10 minutos.

Pappardelle de berinjela

1   Com um mandolim ou um descascador de batata, corte as berinjelas em fatias finas e largas.

2   Coloque-as em uma tigela com água suficiente para ficarem imersas. Adicione o vinagre. Deixe descansando por 10 minutos, cobertas com um pano. Depois desse tempo, escorra a água e seque a berinjela com papel absorvente.

3   Em uma frigideira, aqueça o azeite com a manteiga, tomando cuidado para não queimar. Amasse levemente o dente de alho com a casca e coloque na frigideira com as fatias de berinjela. Tempere com sal e pimenta-do-reino. Leve ao fogo alto e refogue a berinjela por apenas 2 minutos. Descarte o alho.

Montagem

Em um refratário, faça uma cama com as fatias de berinjela e, por cima, derrame uma concha do molho com a carne assada. Salpique com queijo parmesão.

Frango e quiabo ao forno com molho de mostarda

rendimento 2 porções • *tempo de preparo* 1 hora • *nível de dificuldade* Fácil

Frango e quiabo
2 coxas e sobrecoxas de frango com pele
sal e pimenta-do-reino a gosto
azeite para selar
200 g de quiabo
2 colheres (sopa) de vinagre balsâmico
2 dentes de alho inteiros com casca
1 ramo de alecrim

Molho
1 xícara de creme de leite fresco
2 colheres (sopa) de mostarda de Dijon
1 colher (sopa) de mel
sal e pimenta-do-reino a gosto

Frango e quiabo

1. Tempere o frango com sal e pimenta-do-reino. Em uma frigideira, aqueça azeite. Doure o frango em fogo alto, até que esteja bem selado e a pele bem dourada. Retire o frango da frigideira e transfira para uma assadeira. Escorra o excesso da gordura, mas não lava frigideira, pois vai usá-la para fazer o molho.

4. Na mesma assadeira do frango, coloque o quiabo. Tempere com sal, pimenta, bastante azeite e o vinagre balsâmico. Acrescente o alho e o alecrim.

5. Leve a assadeira ao forno a 180 °C e asse por 40 minutos, ou até o frango estar completamente assado e os quiabos bem dourados.

> Ao levar ao forno, se achar que o frango já está muito dourado, cubra-o com papel-alumínio.

Molho de mostarda

Na frigideira em que dourou o frango, coloque o creme de leite, a mostarda e o mel. Misture bem, raspando levemente o fundo da frigideira. Cozinhe em fogo médio, até o creme de leite reduzir pela metade. Ajuste o tempero e sirva sobre o frango.

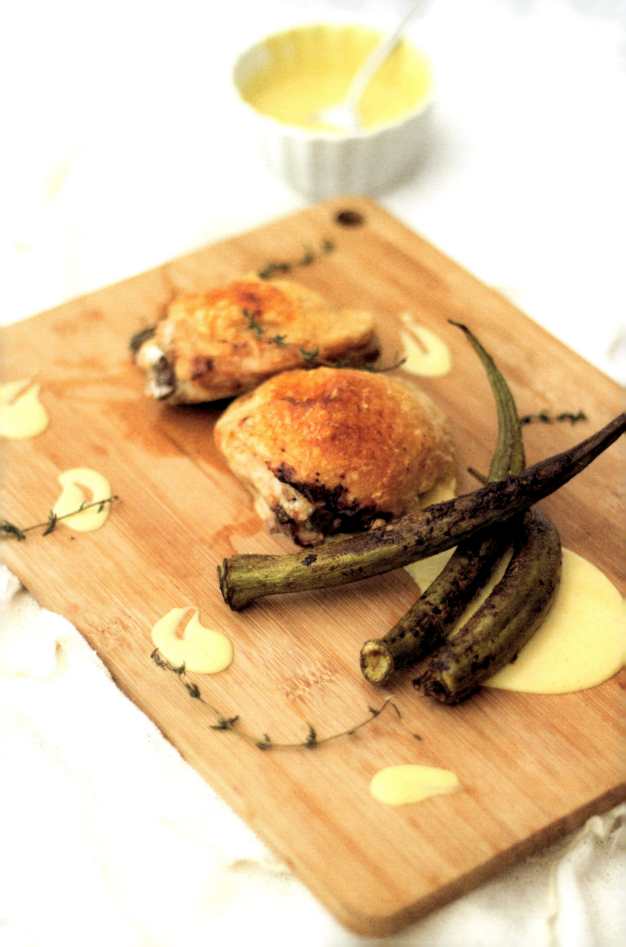

Namorado recheado com risoto de quinoa

rendimento 4 porções • *tempo de preparo* 1 hora • *nível de dificuldade* Difícil

Namorado

1 peixe (1 kg) namorado inteiro e limpo (sem cabeça, vísceras e escamas)
sal e pimenta-do-reino a gosto
1 tomate sem semente cortado em rodelas
½ pimentão amarelo sem a parte branca e as sementes cortado em rodelas
1 cebola roxa sem casca cortada em rodelas
cheiro-verde picado a gosto
1 colher (sopa) de vinagre balsâmico
2 colheres (sopa) de manteiga
azeite para refogar
1 xícara de vinho branco
1 limão-siciliano cortado em rodelas
1 ramo de alecrim

Caldo de legumes

1 talo de salsão
1 cebola com casca cortada ao meio
1 cenoura sem casca cortada ao meio
5 talos de salsinha
1 pedaço (100 g) de bacon
1 ramo de tomilho
1 ramo de alecrim
1 folha de louro
3 litros de água

Risoto de quinoa

100 g de amêndoa laminada
½ cebola ralada
1 dente de alho picado
azeite a gosto
sal e pimenta-do-reino a gosto
½ xícara de quinoa
1½ xícara de caldo de legumes caseiro
cebolinha picada a gosto

Faça uma grande quantidade de caldo e congele em fôrmas de gelo para usar posteriormente em outras receitas.

Namorado

1. Preaqueça o forno a 180 °C.
2. Coloque o peixe em uma assadeira e tempere com sal e pimenta-do-reino, inclusive por dentro da barriga.
3. Em uma tigela, coloque o tomate, o pimentão, a cebola, o cheiro-verde, sal, pimenta-do-reino e o vinagre balsâmico. Misture tudo muito bem e recheie a barriga do peixe.
4. Faça pequenos cortes ao longo da carcaça do peixe e preencha com a manteiga. Regue todo o peixe com azeite.
5. Coloque o vinho na assadeira, em torno do peixe, com as rodelas de limão e o alecrim e cubra a assadeira com papel-alumínio.
6. Leve ao forno e asse por 35 minutos. Retire o papel-alumínio e os limões e devolva ao forno por mais 15 minutos para dourar.

Caldo de legumes

Em uma panela grande, cozinhe em fogo baixo todos os ingredientes até reduzir ⅓ do líquido. Depois é só coar e está pronto!

Risoto de quinoa

1. Em uma frigideira aquecida, doure levemente a amêndoa laminada. Cuidado para não queimar. Reserve.
2. Em uma panela, refogue a cebola e o alho no azeite. Tempere com um pouco de sal e pimenta-do-reino. Acrescente a quinoa e refogue mais um pouco. Jogue o caldo de legumes, misture bem e tampe.
3. Cozinhe por 5 a 10 minutos, em fogo médio, até que a quinoa fique tenra e o caldo seque. Desligue o fogo e salpique com a amêndoa.

Montagem

Coloque o peixe assado em uma bandeja ou refratário. Coe todo o líquido da assadeira e coloque em uma molheira. Sirva o peixe recheado acompanhado do risoto e ofereça o molho à parte. Salpique com a cebolinha.

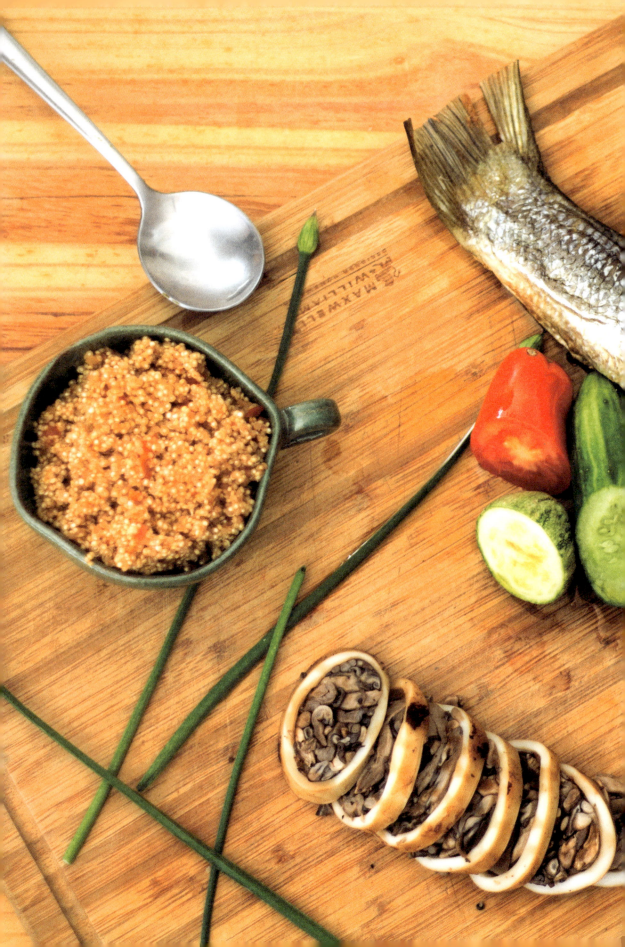

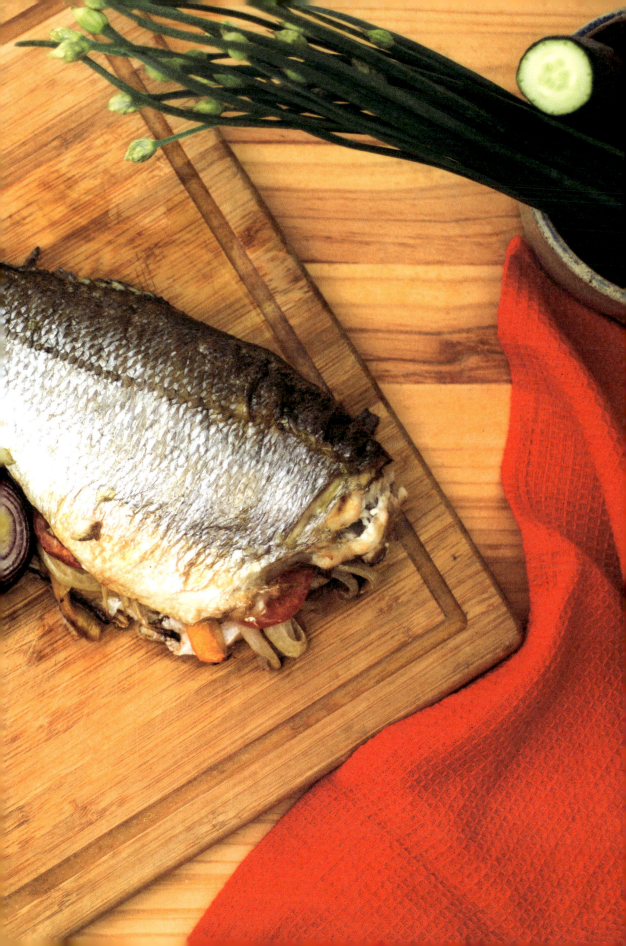

Lula recheada com shimeji e nabo japonês grelhado

rendimento *2 porções* • ***tempo de preparo*** *1 hora* • ***nível de dificuldade*** *Médio*

....

Shimeji

500 g de shimeji
2 colheres (sopa) de shoyu
1 colher (sopa) de manteiga
azeite para refogar

Lula

2 lulas grandes limpas e com uma parte
    aberta (para rechear)
sal e pimenta-do-reino a gosto
1 colher (sopa) de manteiga
azeite para refogar
½ xícara de vinho branco

Nabo japonês

2 nabos japoneses (daikon) descascados
    cortados em fatias médias
1 colher (sopa) de shoyu
1 colher (sopa) de óleo de uva
1 colher (chá) de mel
1 colher (chá) de gengibre em pó
½ colher (chá) de cúrcuma em pó
½ colher (chá) de sal

Shimeji

1. Separe os buquês de shimeji com as mãos e tempere com o shoyu.
2. Em uma frigideira, derreta a manteiga com um generoso fio de azeite em fogo alto.
3. Coloque o shimeji na frigideira e refogue por 2 minutos. Reserve.

Lula

1. Preaqueça o forno a 180 °C.
2. Lave bem as lulas, seque e tempere por fora com sal e pimenta-do-reino.
3. Recheie as lulas com o shimeji e feche-as com palitos de dente.
4. Em uma frigideira, derreta a manteiga com um fio de azeite em fogo alto. Junte as lulas e grelhe até dourar.
5. Transfira para uma assadeira. Regue as lulas com o vinho e cubra a assadeira com papel-alumínio laminado.
6. Leve ao forno e asse por 20 minutos.

Nabo japonês

1. Em uma tigela, coloque todos os ingredientes, inclusive o óleo, e misture.
2. Transfira-os para uma frigideira e grelhe em fogo médio-baixo por 10 minutos de cada lado. Cuidado para não queimar.

BEBIDAS • BEBIDAS • BEBIDAS • BEBIDAS

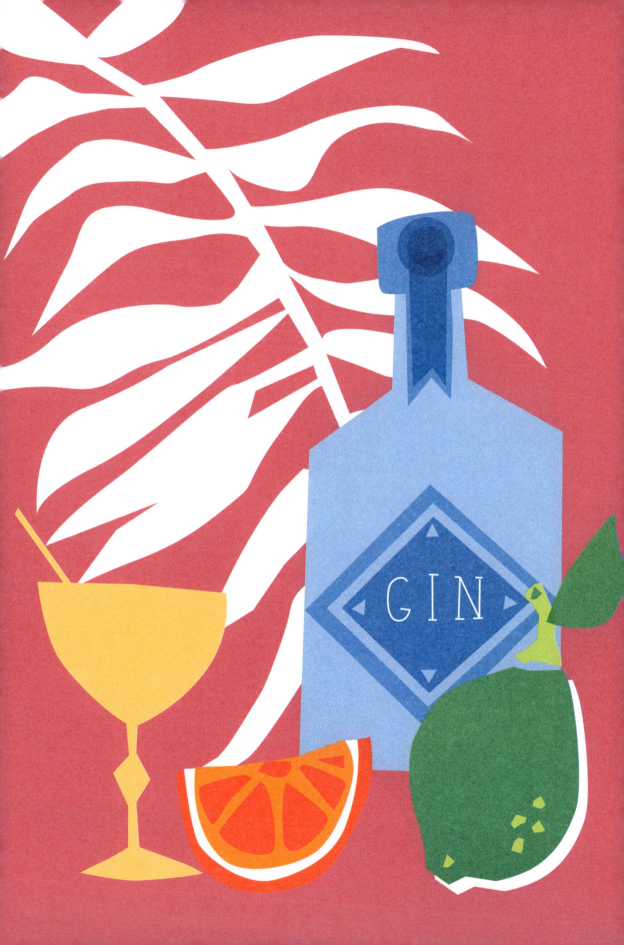

Margarita tradicional

rendimento 1 drinque • ***tempo de preparo*** 5 minutos • ***nível de dificuldade*** Fácil

sal para as bordas (opcional)
água para as bordas (opcional)
⅓ de xícara de tequila
suco de ½ limão
1 colher (sopa) de licor de laranja com conhaque (tipo Grand Marnier)
4 cubos de gelo

1. Coloque sal em um prato fundo e água em outro. Molhe na água a borda da taça ou do copo em que será servido o drinque e, depois, passe rapidamente a borda no sal. Reserve.
2. Junte todos os outros ingredientes em uma coqueteleira, feche-a e chacoalhe por 20 segundos. Transfira o líquido para a taça decorada com o sal. Beba gelado.

> Caso não tenha uma coqueteleira, coloque todos os ingredientes em um pote de vidro, tampe e sacuda bem. Coe ao transferir para a taça. Você pode dobrar a receita e servir em uma jarra.

Moscow mule com mirtilo

rendimento 4 canecas • *tempo de preparo* 2 horas • *nível de dificuldade* Fácil

....

Xarope de gengibre

2 xícaras de água

½ xícara de gengibre fresco descascado e picado grosseiramente

¼ de xícara de xilitol (é o único adoçante que funciona nesta receita!)

uma pitada de sal

Moscow mule

½ xícara de vodca

2 colheres (sopa) de xarope de gengibre

2 xícaras de ginger ale caseiro (receita na pág. 204)

suco de 1 limão

8 cubos de gelo

8 folhas de hortelã

4 colheres (sopa) de mirtilo

Xarope de gengibre

1   Em uma panela, cozinhe a água e o gengibre em fogo baixo por 45 minutos, com a tampa da panela semiaberta. Desligue e deixe descansar por 20 minutos.

2   Coe a mistura amassando bem o gengibre com um garfo para garantir que todo o líquido seja extraído. Descarte o resíduo de gengibre.

3   Devolva o líquido para a panela, acrescente o xilitol e o sal. Cozinhe em fogo médio, somente até o adoçante dissolver por completo.

4   Transfira o xarope para uma jarra e leve à geladeira para gelar.

Moscow mule

Em uma jarra ou copo grande, junte a vodca, o xarope de gengibre, o ginger ale e o suco de limão e misture bem. Coloque 2 cubos de gelo, 2 folhas de hortelã e 1 colher (sopa) de mirtilo em canecas de cobre e sirva o drinque.

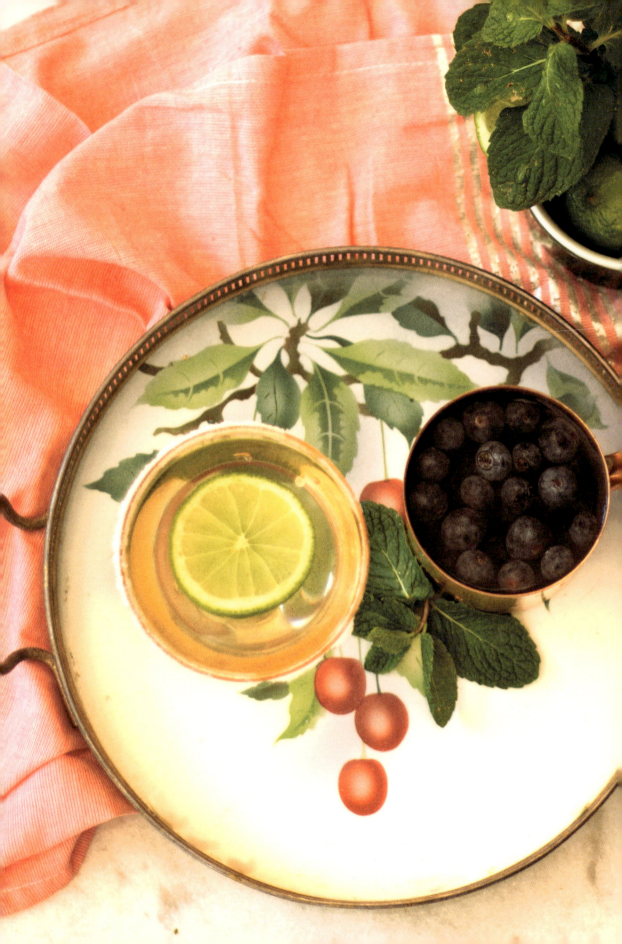

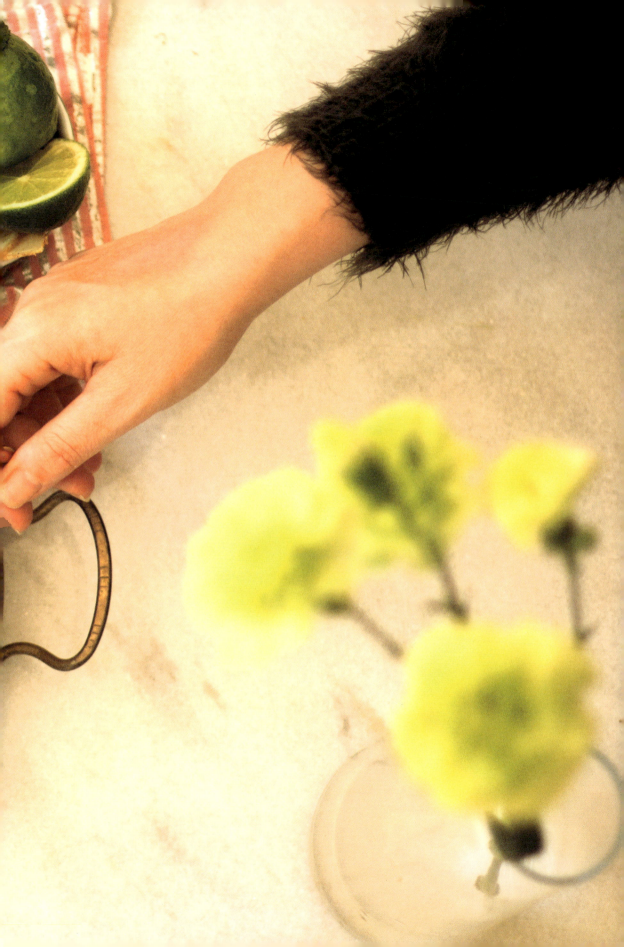

Gim com infusão de limão e pepino

rendimento 1 drinque • *tempo de preparo* 10 minutos • *nível de dificuldade* Fácil

1 pepino cortado em rodelas finas
6 folhas frescas de hortelã
1 colher (sopa) de mel
suco de ½ limão
1 rodela fina de limão
⅓ de xícara de gim
8 cubos de gelo
⅔ de xícara de tônica diet ou água com gás

1. Em uma coqueteleira ou pote com tampa, coloque metade das rodelas de pepino, as folhas de hortelã, o mel, o suco e a rodela de limão. Macere levemente.
2. Acrescente o gim e 4 cubos de gelo, feche a tampa e chacoalhe por 30 segundos.
3. Transfira o líquido coado para um copo ou taça com 4 cubos de gelo, acrescente a tônica e mexa bem.
4. Finalize com a outra metade das rodelas de pepino. Sirva gelado.

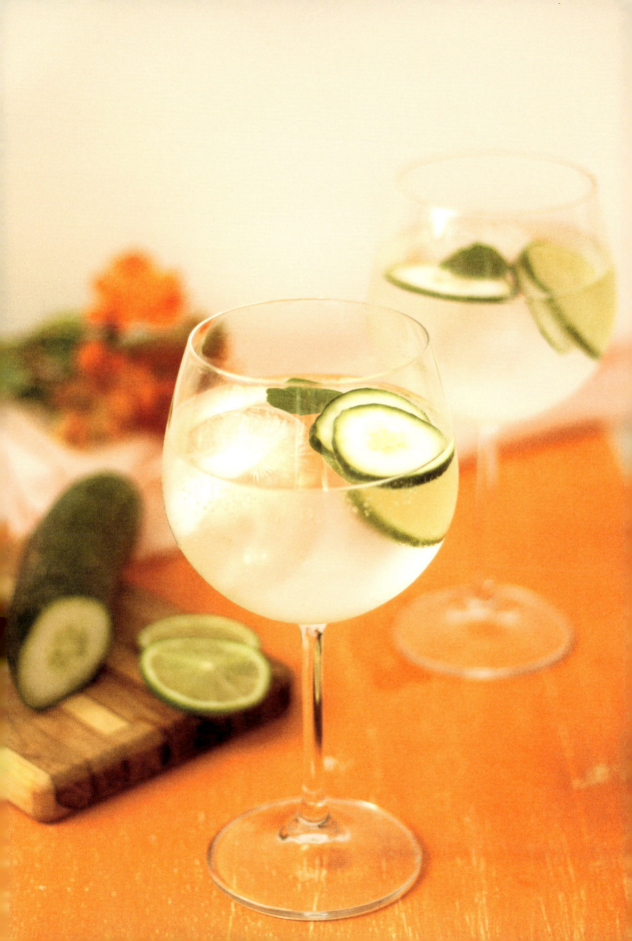

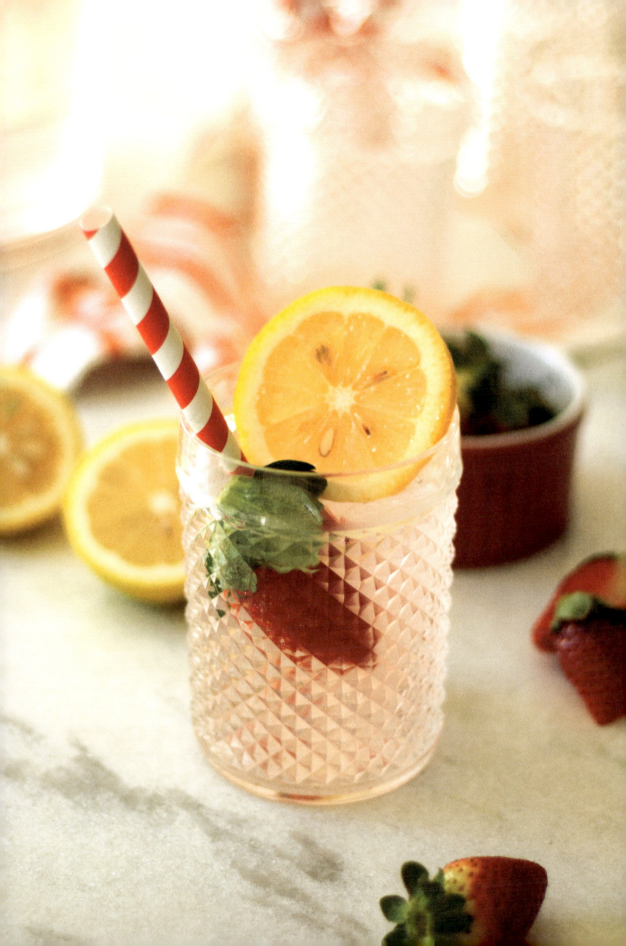

Sangria pink de morango e espumante

rendimento 2 litros • **tempo de preparo** 10 minutos • **nível de dificuldade** Fácil

¾ de xícara de limoncello
2 xícaras de morangos cortados ao meio
1 garrafa de espumante rosé seco
1 limão-siciliano cortado em rodelas finas
20 cubos de gelo

1. Em uma jarra, junte o limoncello e os morangos. Misture delicadamente e aguarde 5 minutos.
2. Acrescente toda a garrafa de espumante e as rodelas de limão. Mexa bem.
3. Finalize adicionando o gelo e sirva imediatamente.

> Você pode trocar o espumante por um vinho rosé seco e o limoncello por uma lata de refrigerante de limão diet.

Mojito na jarra

rendimento 2 litros • ***tempo de preparo*** 10 minutos • ***nível de dificuldade*** Fácil

30 folhas de hortelã
6 colheres (sopa) de adoçante em pó (recomendo xilitol)
suco de 4 limões
300 ml de rum
20 cubos de gelo
3 latas de tônica diet ou água com gás
4 limões cortados em fatias finas

Em uma jarra, coloque as folhas de hortelã, o adoçante e o suco de limão. Macere um pouco e misture até o adoçante se desfazer por completo. Adicione o rum e metade dos cubos de gelo. Mexa por 30 segundos. Acrescente a outra metade dos cubos de gelo, a tônica e as fatias de limão. Sirva imediatamente.

Gim-tônica falso de hortelã e limão

rendimento 1 drinque • ***tempo de preparo*** 5 minutos • ***nível de dificuldade*** Fácil

suco de ½ limão-siciliano
5 folhas de hortelã
½ colher (sopa) de adoçante em pó (recomendo xilitol)
3 cubos de gelo
1 lata de tônica diet ou água com gás
3 rodelas finas de limão-siciliano
2 sementes de cardamomo levemente amassadas

Em um copo, coloque o suco do limão, as folhas de hortelã e o adoçante, macere levemente e junte o gelo. Acrescente a tônica, as rodelas de limão e as sementes de cardamomo. Mexa bem. Sirva gelado.

> Você pode dobrar a quantidade dos ingredientes e servir em uma jarra.

Chá gelado adstringente de hibisco, limão e gengibre

rendimento 300 ml • ***tempo de preparo*** *20 minutos* • ***nível de dificuldade*** *Fácil*

1⅓ xícara de água
1 fatia (2 cm de largura) de gengibre
2 colheres (sopa) de flor de hibisco seca para chá
suco de ½ limão
adoçante a gosto

1. Em uma caneca, coloque a água para esquentar com a fatia de gengibre. Quando estiver quase fervendo, acrescente as flores de hibisco e desligue o fogo. Deixe em infusão por 5 minutos.
2. Coe, acrescente o suco de limão e mexa bem. Adoce a gosto. Mantenha o chá refrigerado.

> Tente consumir seu chá em até 12 horas depois de ter sido preparado, para se beneficiar de suas propriedades diuréticas e adstringentes.

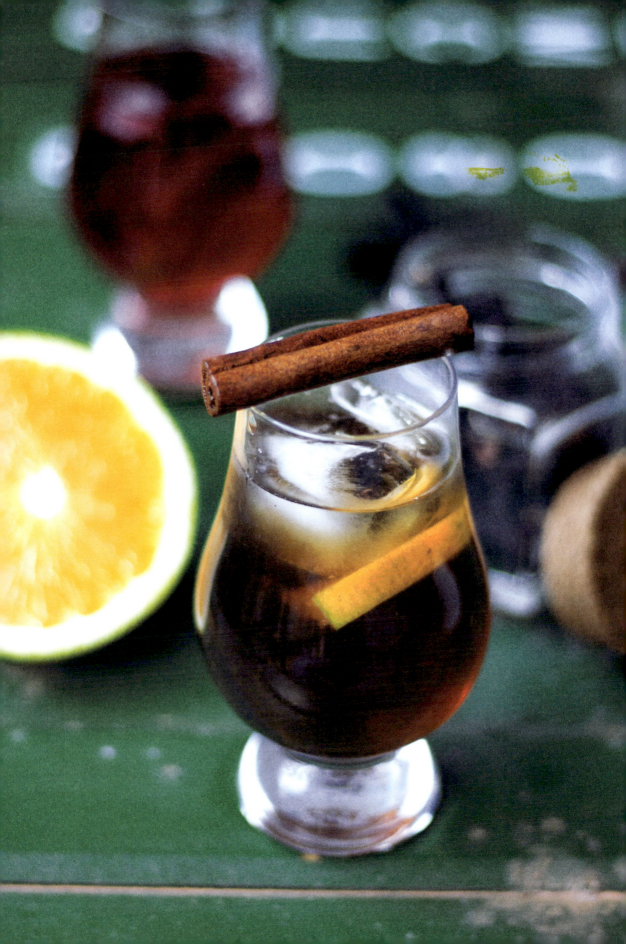

Chá gelado de laranja com canela

rendimento 8 porções • *tempo de preparo* 1h30 • *nível de dificuldade* Médio

Xarope de gengibre
2 xícaras de água
1½ xícara de gengibre fresco descascado e picado grosseiramente
¾ de xícara de xilitol (é o único adoçante que funciona nesta receita!)
uma pitada de sal

Chá de laranja com canela
8 xícaras de água
2 pedaços grandes de casca de laranja sem a parte branca
1 pau de canela
1 colher (chá) de bicarbonato de sódio
8 saquinhos de chá preto

Xarope de gengibre
1. Em uma panela, cozinhe a água e o gengibre em fogo baixo por 45 minutos, com a tampa da panela semiaberta. Desligue o fogo e deixe descansar por 20 minutos.
2. Coe a mistura amassando bem o gengibre com um garfo para garantir que todo o líquido seja extraído. Descarte o resíduo de gengibre.
3. Devolva o líquido para a panela, acrescente o xilitol e o sal. Cozinhe em fogo médio somente até o adoçante dissolver por completo.
4. Deixe descansando na panela.

Chá de laranja com canela
1. Em uma panela, coloque a água, a casca de laranja e a canela. Assim que ferver, coloque o bicarbonato e mexa.
2. Desligue o fogo, acrescente os saquinhos de chá preto, tampe a panela e aguarde 5 minutos.
3. Coe o chá e misture com o xarope de gengibre. Mantenha refrigerado.

> Este chá pode ser mantido em geladeira por até 1 semana.

Chá indiano quentinho

rendimento 4 xícaras • *tempo de preparo* 20 minutos • *nível de dificuldade* Fácil

....

2 xícaras de água
3 cravos-da-índia
1 pau de canela
2 bagas de cardamomo amassadas

¼ de xícara de adoçante culinário em pó (recomendo xilitol)
1 xícara de leite integral
2 saquinhos de chá preto

1. Em uma panela, ferva a água com o cravo, a canela e o cardamomo. Desligue o fogo, tampe a panela e deixe descansar por 10 minutos. Acrescente o adoçante e o leite e mexa bem.
2. Leve novamente ao fogo até quase ferver. Então, tire do fogo e mergulhe os saquinhos de chá. Tampe e aguarde 5 minutos. Coe e sirva quentinho.

Chai de leite de coco e cúrcuma

rendimento 6 xícaras • *tempo de preparo* 5 minutos • *nível de dificuldade* Fácil

....

1 colher (sopa) de cúrcuma
½ colher (chá) de canela
uma pitada de pimenta-do-reino
½ colher (chá) de gengibre em pó

2 xícaras de leite de coco
1 colher (sopa) de mel (opcional) ou adoçante

Em um liquidificador, bata todos os ingredientes. Transfira para uma panela e leve ao fogo. Esquente até quase ferver e sirva imediatamente.

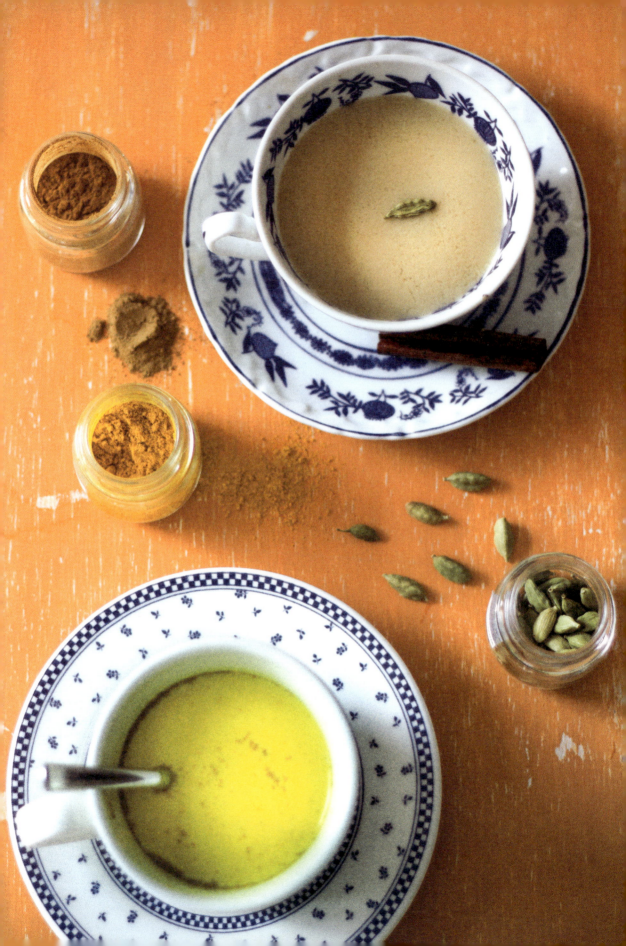

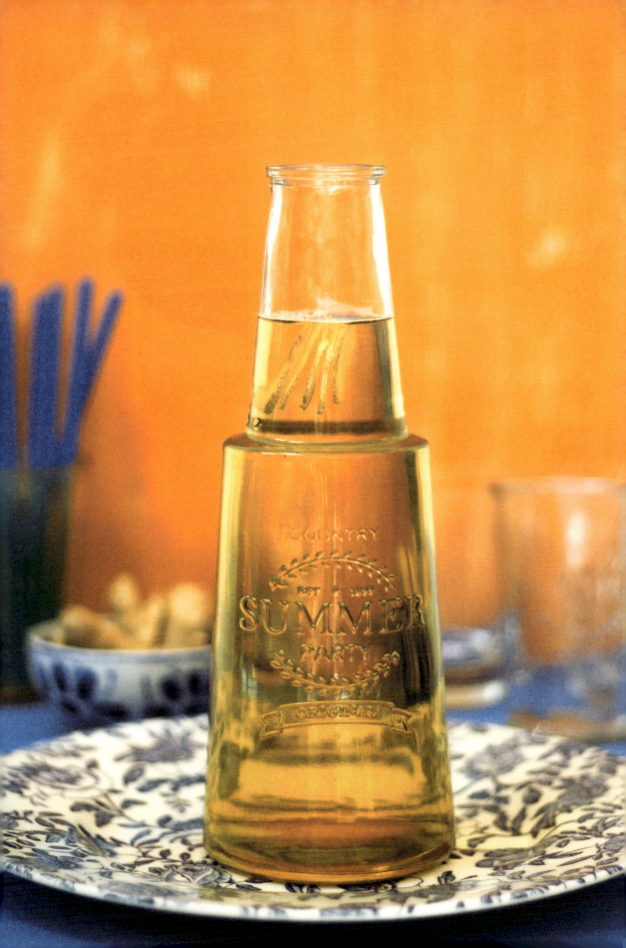

Ginger ale caseiro

rendimento 1 litro • *tempo de preparo* 2 horas • *nível de dificuldade* Fácil

Xarope de gengibre

2 xícaras de água

1½ xícara de gengibre fresco descascado e picado grosseiramente

¾ de xícara de xilitol (é o único adoçante que funciona nesta receita!)

uma pitada de sal

Finalização

suco de 1 limão

1 litro de club soda ou água com gás

Xarope de gengibre

1   Em uma panela, cozinhe a água e o gengibre em fogo baixo por 45 minutos, com a tampa da panela semiaberta. Desligue o fogo e deixe descansar por 20 minutos.

2   Coe a mistura amassando bem o gengibre com um garfo, para garantir que todo o líquido seja extraído. Descarte o resíduo de gengibre.

3   Devolva o líquido para a panela, acrescente o xilitol e o sal. Cozinhe em fogo médio, somente até o adoçante dissolver por completo.

4   Transfira o xarope para uma jarra e leve à geladeira para gelar.

Finalização

Depois de gelado, acrescente o suco do limão ao xarope de gengibre, misture bem e finalize adicionando o club soda.

> Guarde na geladeira por até 1 semana em uma garrafa com tampa para manter o gás.

SOBREMESAS · SOBREMESAS · SOBREMESAS ·

Cheesecake assado com massa de amêndoa e geleia de mirtilo

rendimento 8 porções • *tempo de preparo* 1 hora • *nível de dificuldade* Médio

Massa
1 xícara de farinha de amêndoa
2 colheres (sopa) de manteiga

Geleia
3 xícaras de mirtilo
suco de ½ limão
6 colheres (sopa) de adoçante culinário em pó (recomendo xilitol)

Recheio
3 potes (de 300 g cada) de cream cheese
4 ovos em temperatura ambiente
1½ xícara de adoçante culinário em pó (recomendo xilitol)
½ pote de iogurte grego
1 colher (sopa) de suco de limão-siciliano
1 colher (sopa) de suco de limão taiti
1 fava de baunilha ou 1 colher (sopa) de essência de baunilha

> Para fazer a farinha de amêndoa, bata as amêndoas sem casca e sem pele no liquidificador.

Massa

1. Em uma tigela, misture a farinha de amêndoa com a manteiga.
2. Acomode a massa na fôrma, espalhando-a bem.
3. Leve ao forno e asse por 10 minutos em temperatura baixa. Deixe esfriar em temperatura ambiente.

Geleia

1. Em uma panela, junte todos os ingredientes. Leve ao fogo baixo por cerca de 20 minutos, ou até os mirtilos amolecerem e o líquido secar o máximo possível. Não mexa muito para os mirtilos não desmancharem. Leve à geladeira.
2. Quando a geleia estiver gelada e o cheesecake em temperatura ambiente, espalhe a geleia sobre ele.

Recheio

1. Preaqueça o forno a 160 °C.
2. Em uma batedeira, bata o cream cheese até ficar bem fofo.
3. Acrescente na sequência os ovos, o adoçante, o iogurte e o suco dos limões. Abra a fava de baunilha no sentido do comprimento e raspe as sementes. Junte na batedeira e bata bem.
4. Com a massa já em temperatura ambiente, recheie a torta.
5. Leve ao forno e asse em temperatura baixa por 40 minutos, ou até o recheio secar.

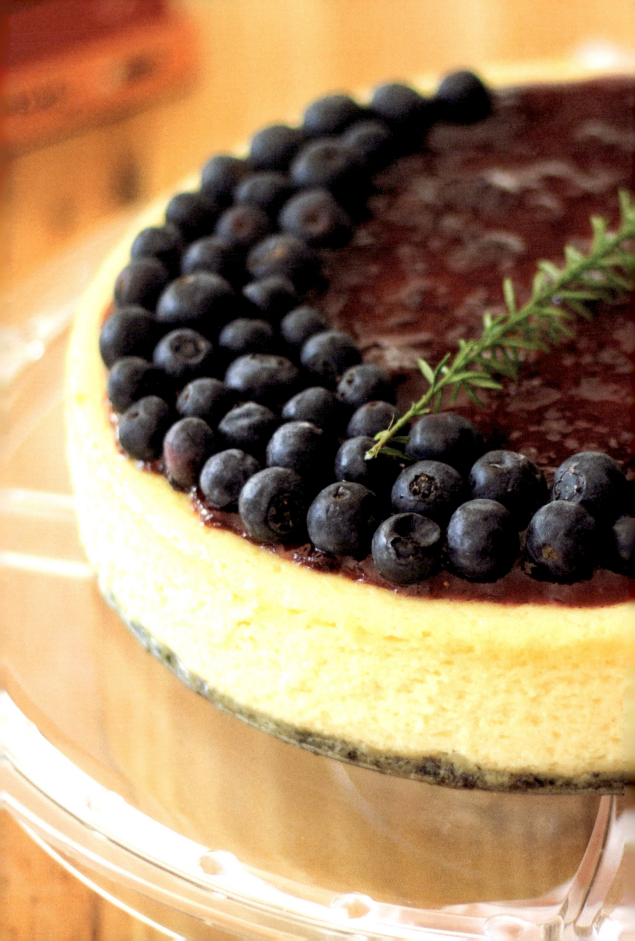

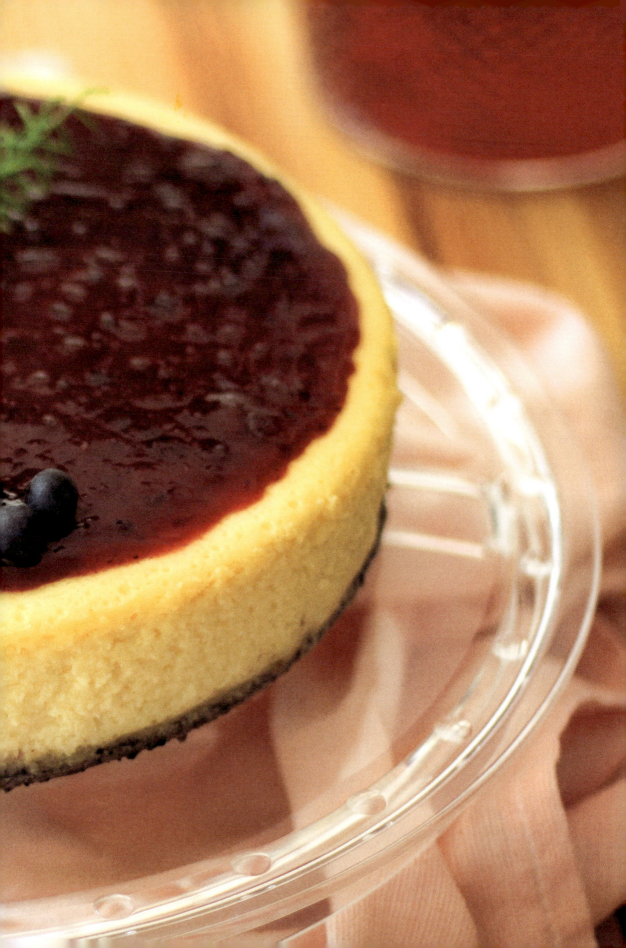

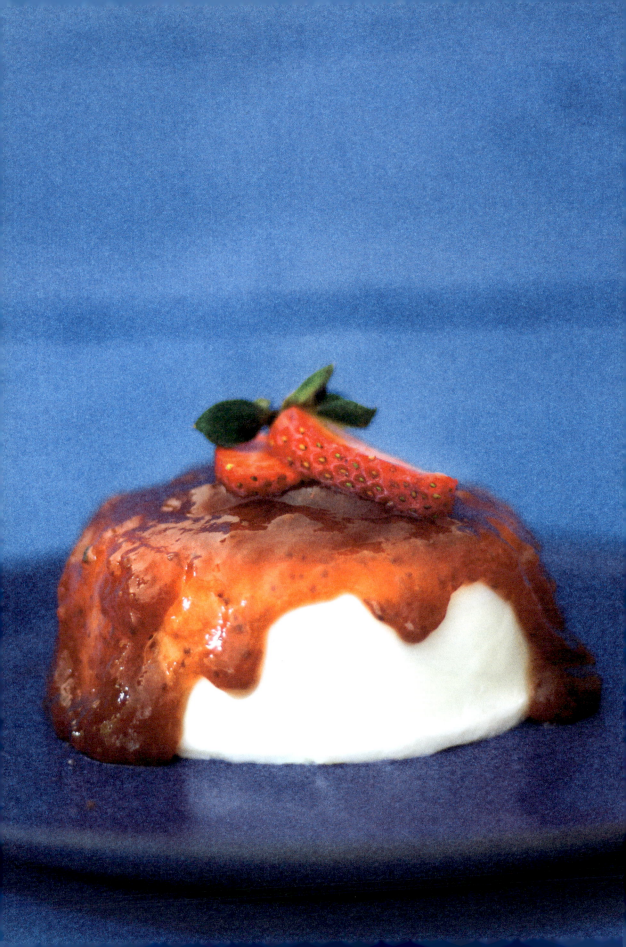

Panna cotta de baunilha com coulis de morango

rendimento 4 porções • *tempo de preparo* 5 horas • *nível de dificuldade* Fácil

Panna cotta
1 litro de creme de leite fresco
1 fava de baunilha ou 2 colheres (sopa) de essência de baunilha
1 xícara de adoçante culinário em pó (recomendo xilitol)
2 colheres (sopa) de gelatina em pó sem sabor
1 xícara de água

Coulis de morango
2 colheres (sopa) de adoçante culinário em pó (recomendo xilitol)
1 caixa de morangos cortados em pedaços

Panna cotta

1. Em uma panela, junte o creme de leite fresco, a baunilha e o adoçante. Leve ao fogo médio-baixo até ferver. Então, desligue o fogo e reserve.
2. Hidrate a gelatina em água, conforme as instruções da embalagem. Depois, acrescente a gelatina ao creme na panela e mexa bem.
3. Coloque o creme em forminhas ou em copinhos, para servir como verrines, e deixe gelar por 4 horas.

Coulis de morango

Em uma panela, misture o adoçante aos morangos. Cozinhe os morangos e reduza o caldo. Depois, bata no liquidificador até virar um creme. Mantenha o coulis na geladeira até a hora de servir.

> Se você optar por colocar a panna cotta em forminhas, na hora de desenformar, deixe 20 segundos em água morna para soltá-la e virá-la em um prato.

Cupcake de prestígio

rendimento 6 porções • *tempo de preparo* 40 minutos • *nível de dificuldade* Fácil

Cupcake

100 g de coco seco sem açúcar

6 colheres (sopa) de adoçante culinário em pó (recomendo xilitol)

200 ml de leite de coco

4 ovos

⅓ de xícara de óleo de coco

1 colher (sopa) de fermento químico em pó

Cobertura de chocolate

120 g de chocolate 70% cacau

¼ de xícara de leite de coco

Cupcake

1. Preaqueça o forno a 180 °C.
2. Em um liquidificador, bata todos os ingredientes, exceto o fermento. Quando a massa estiver lisa, acrescente o fermento e bata apenas o suficiente para incorporá-lo à massa.
3. Distribua a massa nas forminhas e asse por 25 a 30 minutos, ou até que o centro deles esteja bem assado.

Cobertura de chocolate

1. Quebre o chocolate em pedaços pequenos e coloque em uma tigela. Derreta-o em banho-maria ou no micro-ondas (parando de 30 em 30 segundos para mexer com uma colher).
2. Acrescente o leite de coco e misture muito bem.
3. Derrame a calda por cima dos bolinhos.

Esta receita pode ser feita como um bolo inteiro também; basta colocar a massa em uma fôrma média.

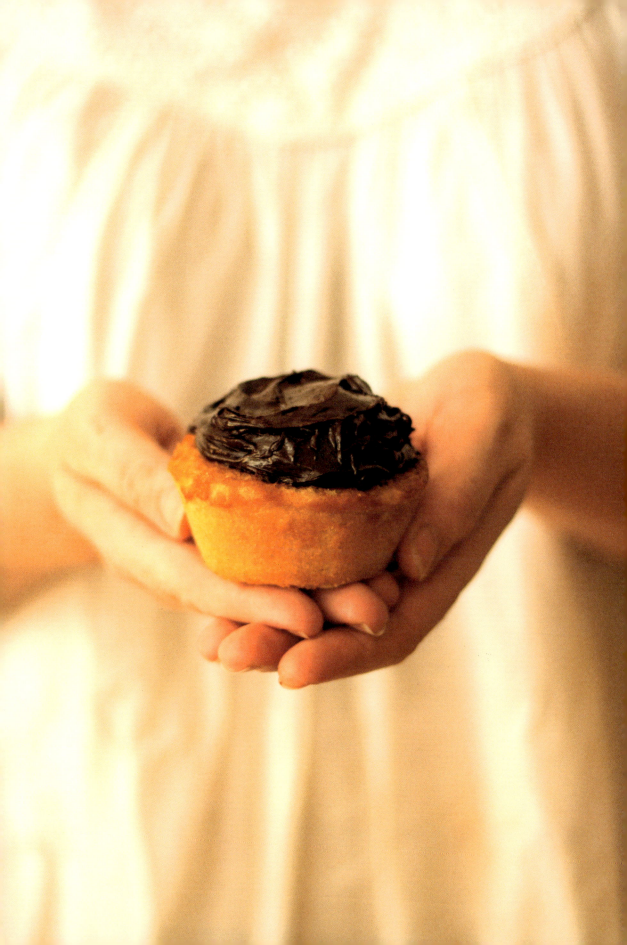

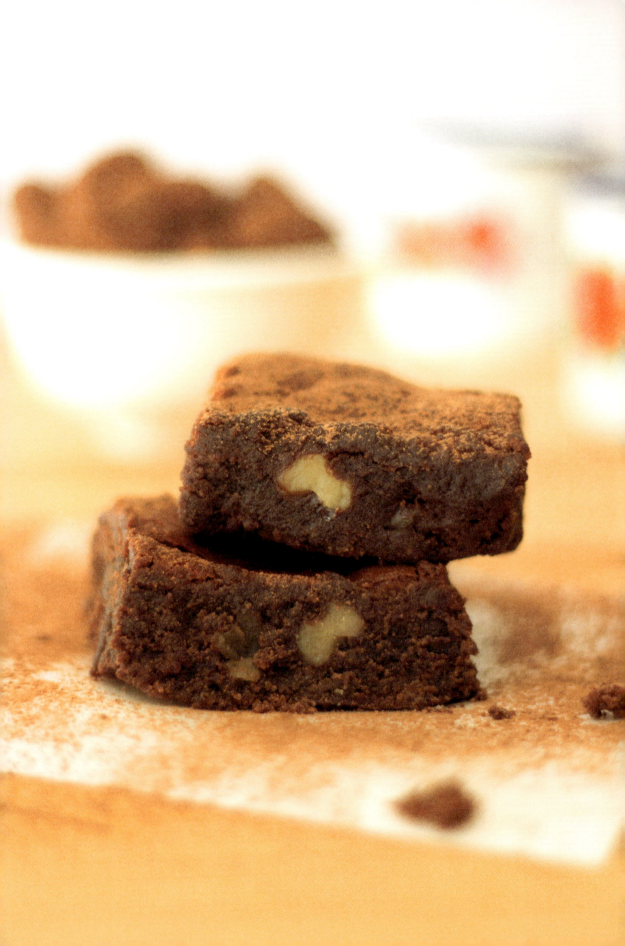

Brownie clássico

rendimento *8 fatias* • **tempo de preparo** *40 minutos* • **nível de dificuldade** *Médio*

....

200 g de chocolate 70% cacau ou mais picado
50 g de manteiga
¼ de xícara de creme de leite (fresco ou de caixinha)
½ xícara + 1 colher (sopa) de adoçante culinário em pó (recomendo xilitol)
1 colher (chá) de essência de baunilha
4 ovos (gemas e claras separadas)
100 g de farinha de amêndoa
100 g de nozes picadas grosseiramente

1. Preaqueça o forno a 180 °C.
2. Quebre o chocolate em pedaços pequenos e coloque em uma tigela. Derreta-o em banho-maria com a manteiga e o creme de leite. Acrescente o adoçante, a baunilha e as gemas e mexa bem. Incorpore a farinha de amêndoa e misture mais um pouco. Reserve.
3. Em uma batedeira, bata as claras em neve. Junte as claras em neve ao chocolate e mexa delicadamente, fazendo movimentos de baixo para cima. Acrescente as nozes.
4. Em uma fôrma média de silicone, coloque a massa. Leve ao forno e asse por 30 minutos.

> Se não tiver uma fôrma de silicone antiaderente, você pode untar a fôrma comum com manteiga e cacau em pó.

Brigadeiro de colher

rendimento *5 porções* • ***tempo de preparo*** *30 minutos* • ***nível de dificuldade*** *Fácil*

. . . .

1 colher (sopa) de manteiga
½ xícara de chocolate 70% cacau cortado em pedaços pequenos
2 colheres (sopa) de adoçante culinário em pó (recomendo xilitol)
1 xícara de leite vegetal (castanha, amêndoa ou coco)

1. Em uma panela, derreta a manteiga, o chocolate e o adoçante culinário. Acrescente o leite, aumente bem o fogo e mexa sem parar, até reduzir o líquido e a textura se aproximar à de um brigadeiro comum.
2. Coloque em um recipiente e leve à geladeira até ficar com uma textura de brigadeiro de colher.

Frutas vermelhas com chantili

rendimento *2 porções* • ***tempo de preparo*** *10 minutos* • ***nível de dificuldade*** *Fácil*

. . . .

2 xícaras de frutas vermelhas de sua preferência
1 xícara de creme de leite fresco
2 colheres (sopa) de adoçante culinário em pó (recomendo xilitol)
1 colher (sopa) de essência de baunilha

1. Lave as frutas e reserve na geladeira.
2. Em uma tigela, bata o creme de leite com o adoçante, até virar chantili. Incorpore a essência de baunilha ao chantili com delicadeza.
3. Sirva as frutas e o chantili gelados.

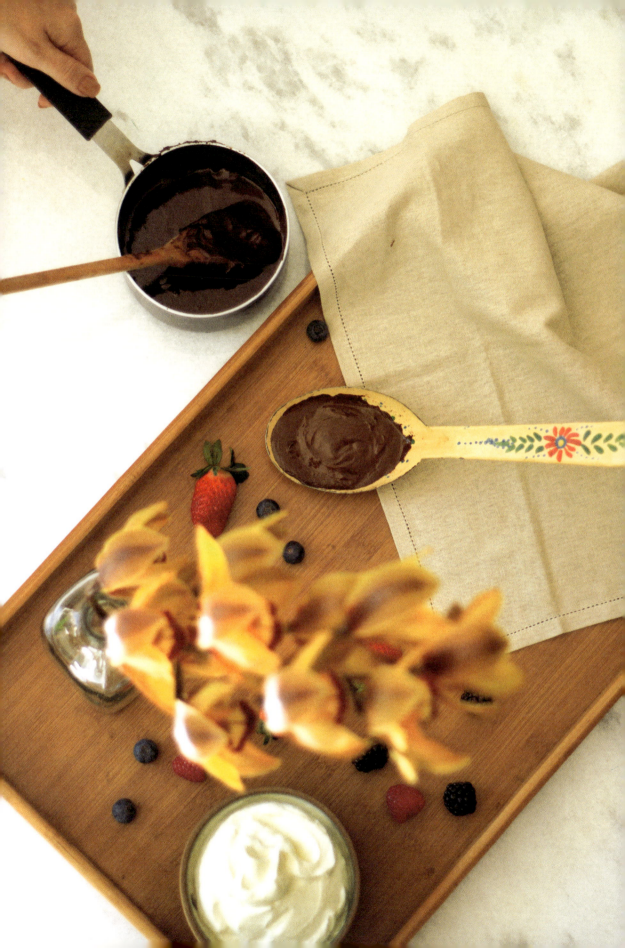

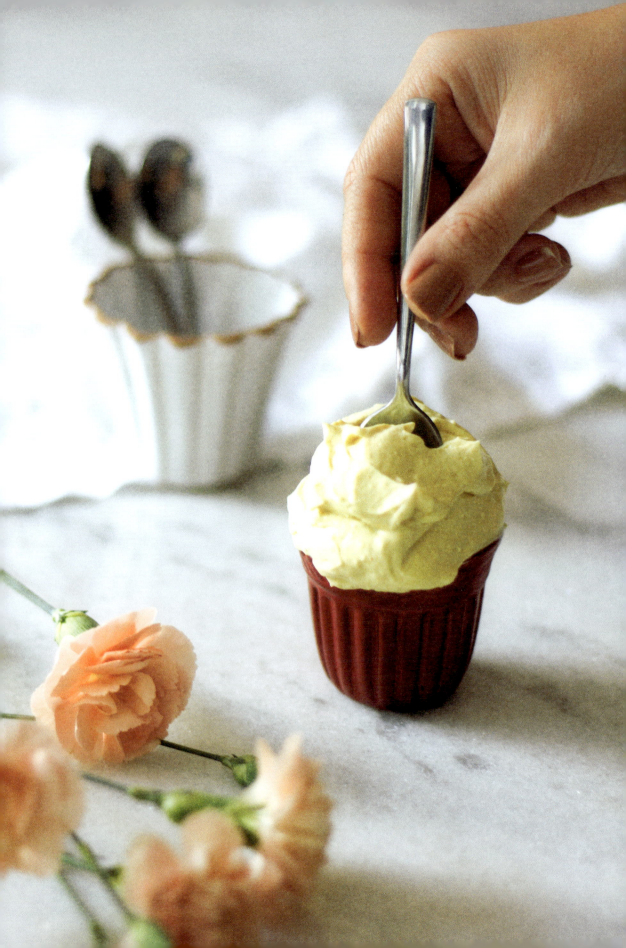

Sorvete de creme caseiro

rendimento 6 porções • *tempo de preparo* 5 horas • *nível de dificuldade* Médio

....

4 ovos (claras e gemas separadas)

½ xícara de adoçante culinário em pó (recomendo xilitol)

1¼ xícara de creme de leite fresco gelado

1 colher (sopa) de essência de baunilha

1. Em uma batedeira, bata as claras em neve. Quando começarem a formar picos, coloque, pouco a pouco, o adoçante até virar um merengue firme e cintilante. Reserve.
2. Em outra tigela, bata o creme de leite gelado até virar chantili.
3. Em uma terceira tigela, bata as gemas com a essência de baunilha.
4. Incorpore o chantili às claras em neve com delicadeza, fazendo movimentos de cima para baixo. Na sequência, adicione o creme de gemas. Misture tudo bem devagar para que não se perca o ar e a leveza do sorvete.
5. Leve ao congelador por 2 horas. Retire, bata novamente com um batedor de arame (fouet) ou na batedeira, para incorporar mais ar ao sorvete. Repita o processo mais uma vez, 2 horas depois.

> Por ser uma receita que leva ovos crus, use sempre ovos frescos e consuma o sorvete em, no máximo, até 5 dias.

Cookie gigante com manteiga queimada

rendimento *8 porções* • ***tempo de preparo*** *35 minutos* • ***nível de dificuldade*** *Fácil*

½ xícara de manteiga
1 ovo
1 colher (sopa) de essência de baunilha
2 colheres (sopa) de açúcar de coco
¼ de xícara de adoçante culinário em pó (recomendo xilitol)
2 xícaras de farinha de amêndoa
½ xícara de chocolate 70% cacau picado grosseiramente
½ colher (sopa) de sal

1. Preaqueça o forno a 200 °C.
2. Em uma panela, derreta a manteiga em fogo bem baixo até ela ficar levemente dourada. Cuidado para não queimar. Retire do fogo e deixe descansar por 5 minutos.
3. Em uma batedeira, misture o ovo com a essência de baunilha, o açúcar de coco e o adoçante e bata bem, até esbranquiçar um pouco. Acrescente a manteiga e mexa mais um pouco.
4. Adicione à mistura a farinha de amêndoa, metade do chocolate e o sal e mexa bem, até formar uma massa homogênea.
5. Distribua a massa em uma fôrma antiaderente redonda média e, por cima, polvilhe com o restante do chocolate. Asse por 25 minutos, até assar o centro.

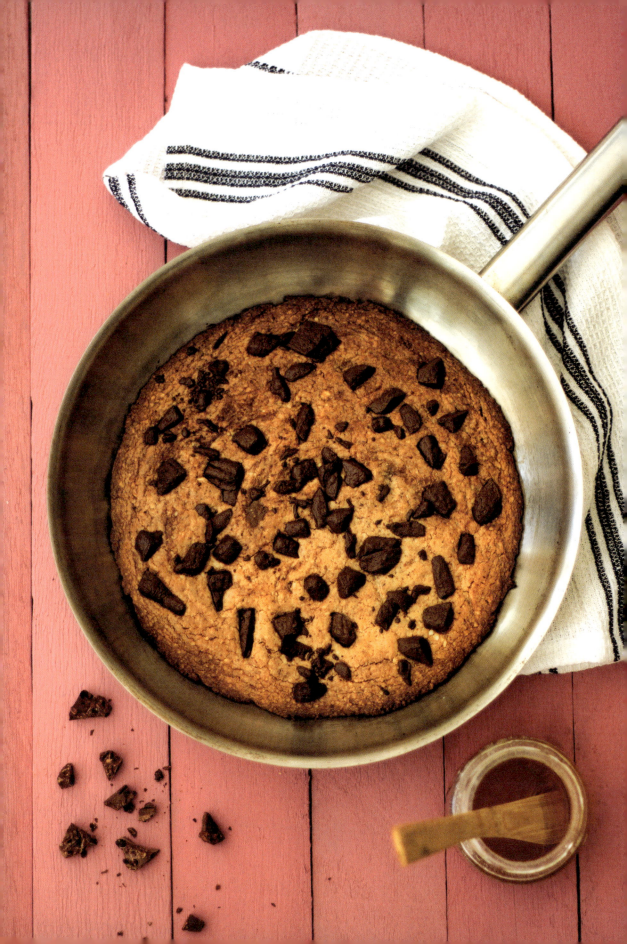

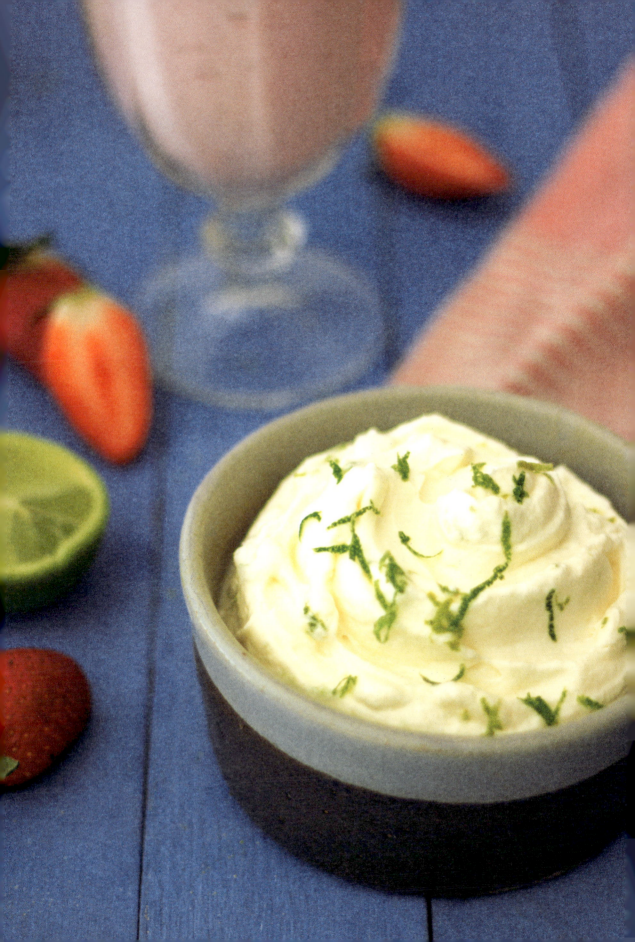

Frozen iogurte de morango

rendimento 6 porções • ***tempo de preparo*** 6 horas • ***nível de dificuldade*** Fácil

....

2 caixas de morangos cortados e congelados
2 colheres (sopa) de adoçante culinário em pó (recomendo xilitol)
¼ de xícara de iogurte integral grego
1 colher (sopa) de suco de limão

No processador, bata todos os ingredientes por 3 a 5 minutos, até ficar bem cremoso. Guarde em um pote fechado, dentro de um saco hermético com fecho zip. Estará pronto para consumo em 5 horas.

Musse aerada de mascarpone

rendimento 6 porções • ***tempo de preparo*** 6 horas • ***nível de dificuldade*** Fácil

....

1 xícara de mascarpone
½ xícara de cream cheese
6 colheres (sopa) de adoçante culinário em pó (recomendo xilitol)
suco de ½ limão-siciliano
1 xícara de creme de leite fresco
1 colher (sopa) de essência de baunilha

1. Em uma batedeira, bata o mascarpone, o cream cheese, 4 colheres do adoçante e o suco de limão até formar um creme fofo. Reserve.
2. Em outra tigela, bata o creme de leite com as outras 2 colheres do adoçante até virar chantili.
3. Incorpore delicadamente o chantili e a baunilha ao creme de mascarpone. Sirva gelado.

Suflê de chocolate 70%

rendimento *3 porções* • ***tempo de preparo*** *40 minutos* • ***nível de dificuldade*** *Médio*

....

6 ovos (6 claras em neve + 3 gemas)

⅓ de xícara de adoçante culinário em pó (recomendo xilitol)

140 g de chocolate 70% cacau ou mais

manteiga para untar

cacau em pó 100% para untar

1. Preaqueça o forno a 180 °C.
2. Separe as claras e as gemas.
3. Bata as claras em neve, salpicando, pouco a pouco, com o adoçante culinário até virar um merengue com picos firmes.
4. Em outra tigela, quebre o chocolate em pedaços pequenos. Derreta-o em banho-maria ou no micro-ondas (parando de 30 em 30 segundos para mexer com uma colher).
5. Fora do fogo, junte as gemas ao chocolate derretido e misture bem, até formar uma pasta.
6. Coloque metade do merengue na mistura de chocolate e bata vigorosamente.
7. Acrescente, então, a outra metade do merengue e misture devagar, incorporando-o ao creme com movimentos de baixo para cima.
8. Unte um ramequim com manteiga e um pouco de cacau 100%. Coloque o creme de chocolate no ramequim até enchê-lo. Tire o excesso da borda com os dedos e asse por 30 minutos, ou até o suflê crescer.

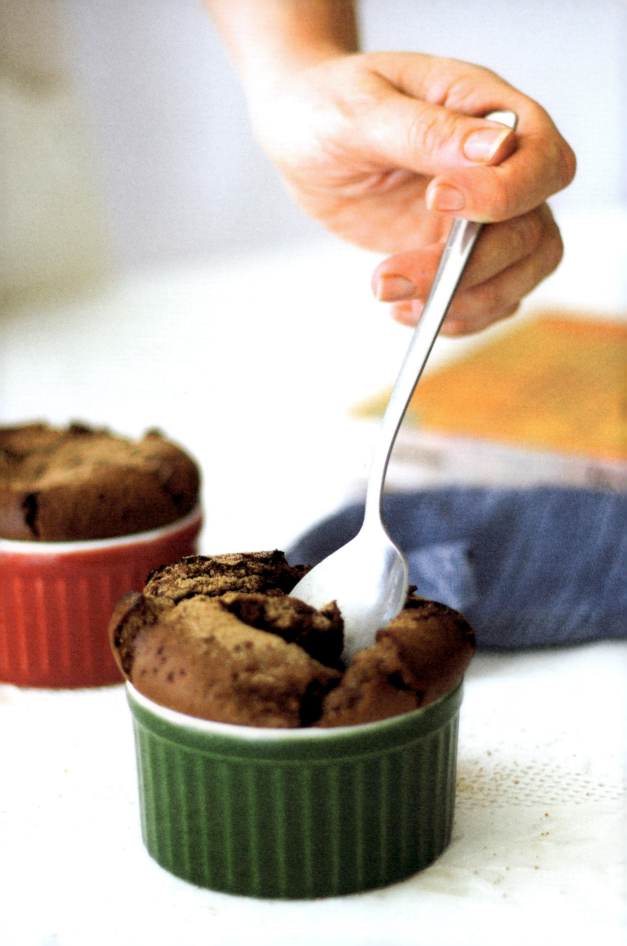

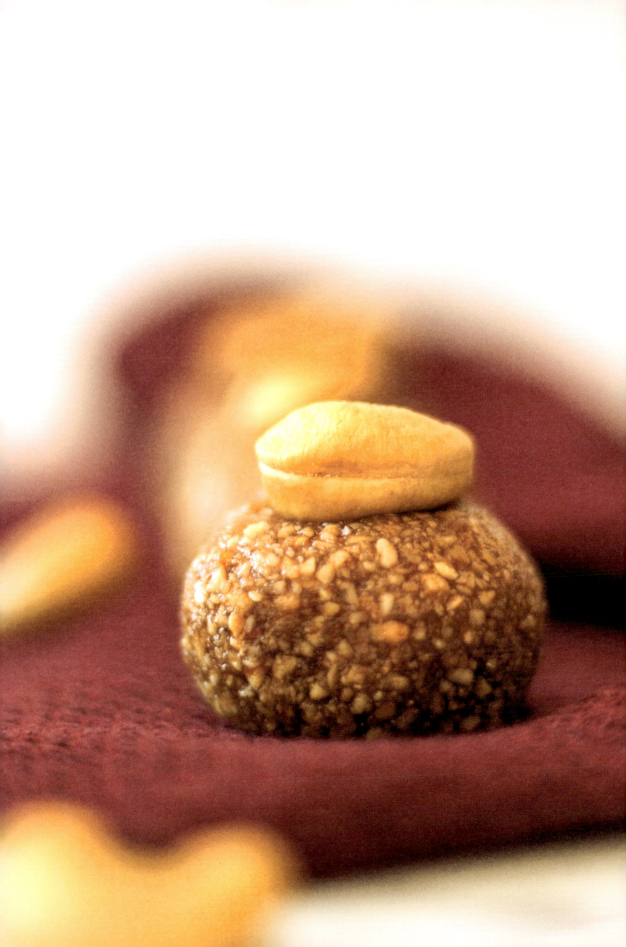

Cajuzinho low carb

rendimento 10 unidades • *tempo de preparo* 20 minutos • *nível de dificuldade* Fácil

1 xícara de amendoim sem sal e torrado

1 colher (sopa) de cacau em pó

2 colheres (sopa) de água

1 colher (sopa) de adoçante culinário em pó (recomendo xilitol)

1 Em um processador, bata o amendoim até formar uma farinha.
2 Passe a farinha de amendoim para uma tigela e acrescente os outros ingredientes. Misture até formar uma massa modelável.
3 Modele os cajuzinhos e conserve na geladeira.

> A quantidade de água necessária na massa pode variar, então coloque-a aos poucos.

Torta de limão

rendimento 8 fatias • *tempo de preparo* 5 horas • *nível de dificuldade* Difícil

Massa
1½ xícara de farinha de amêndoa
¼ de xícara de adoçante culinário em pó (recomendo xilitol)
¼ de colher (sopa) de sal
¼ de xícara de manteiga derretida

Creme azedo
1 xícara de creme de leite fresco
suco de 1 limão

Recheio
4 gemas
1 xícara de creme de leite fresco
⅓ de xícara de suco de limão-siciliano
1 colher (sopa) de raspas da casca de limão-siciliano
¼ de xícara de manteiga gelada cortada em cubos
¼ de colher (sopa) de goma xantana
½ xícara de adoçante culinário em pó (recomendo xilitol)

Massa
Preaqueça o forno a 180 °C. Misture todos os ingredientes até formar uma massa. Forre com ela uma fôrma para torta média. Leve ao forno e asse por 10 a 15 minutos. Cuidado para não queimar. Reserve em temperatura ambiente.

Creme azedo
Bata o creme de leite até virar chantili, depois incorpore delicadamente o suco de limão.

Recheio
1. Em uma panela, misture as gemas com o creme de leite, o suco e as raspas de limão. Mexa sem parar por 5 a 8 minutos, até a mistura ficar homogênea.
2. Retire do fogo e acrescente a manteiga gelada em cubos, a goma xantana e o adoçante. Misture tudo muito bem.
3. Incorpore delicadamente o creme azedo à manteiga. Leve à geladeira e refrigere por 5 horas antes de servir.

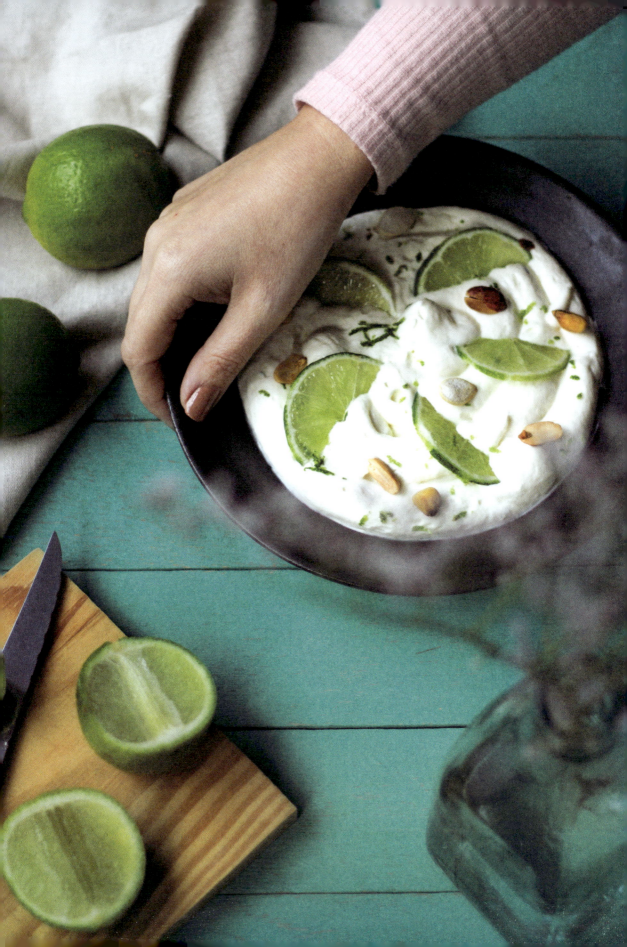

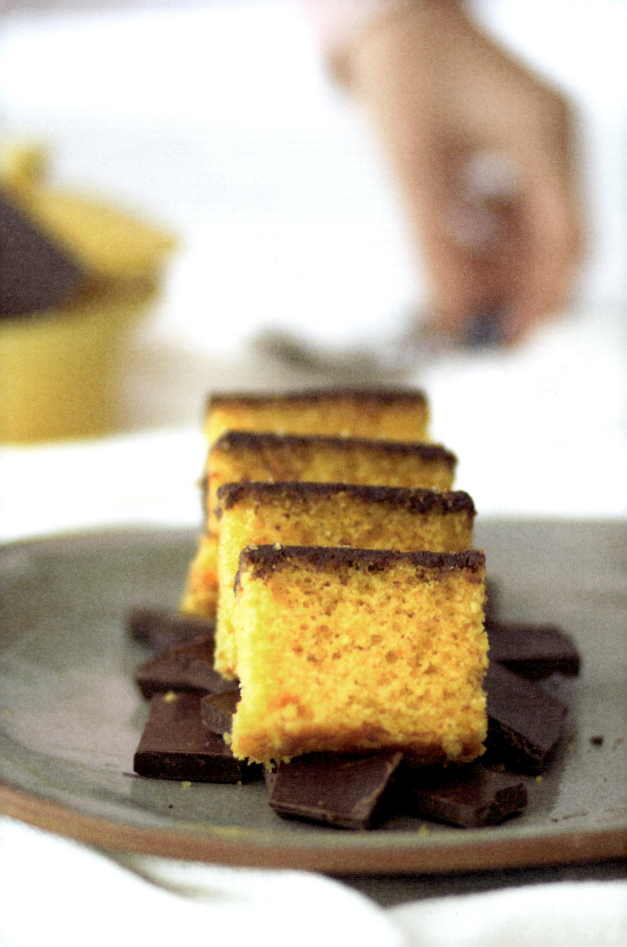

Bolo de cenoura com calda de cacau

rendimento 8 fatias • *tempo de preparo* 1 hora • *nível de dificuldade* Fácil

Bolo

2 xícaras de farinha de amêndoa
¾ de xícara de farinha de coco
4 colheres (chá) de bicarbonato de sódio
1 colher (chá) de fermento químico em pó
uma pitada de sal
3 colheres (chá) de canela em pó
½ colher (chá) de cravo em pó
6 ovos
1¼ xícara de xilitol
8 colheres (sopa) de manteiga derretida
1¼ xícara de leite integral
6 cenouras raladas

Calda de cacau

1 vidro (200 ml) de leite de coco
4 colheres (sopa) de cacau em pó
2 colheres (sopa) de xilitol

Bolo

1. Preaqueça o forno a 180 °C.
2. Em uma tigela grande, misture as farinhas de amêndoa e de coco, o bicarbonato, o fermento, o sal, a canela e o cravo.
3. Em outra tigela, bata bem os ovos, até espumarem. Acrescente o xilitol, a manteiga derretida e o leite. Misture mais um pouco.
4. Incorpore a mistura dos ovos à das farinhas e bata bem, até obter uma massa homogênea. Acrescente a cenoura e misture tudo muito bem.
5. Despeje a massa numa fôrma forrada com papel-manteiga, leve ao forno e asse por 40 a 45 minutos.

Calda de cacau

Em uma panela, misture todos os ingredientes. Mexa bem até tudo dissolver e formar a calda. Derrame a calda por cima do bolo na hora de servir.

Índice alfabético

Salgados

Atum selado com purê de banana   117

Bagel com farinha de coco   47

Berinjela grelhada com tzatziki   123

Canoa de abobrinha recheada com frango e creme de queijo   78

Canudinhos de abobrinha e creme de ricota   140

Carne assada da vovó com pappardelle de berinjela   180

Ceviche com chips de abobrinha   120

Chips de parmesão e avocado   141

Contrafilé perfeito com legumes   100

Cubinhos de queijo com azeite de ervas   136

Empadão de frango e queijo cremoso com salada de endívia   168

Escondidinho de carne-seca com purê de abóbora japonesa   166

Estrogonofe de carne com batata yacon palha e arroz de couve-flor   162

Falso bobó de camarão na moranga com farofa de coco e dendê   146

Filé à parmegiana com burrata e macarrão de cenoura alla vodca   158

Frango com cubos de berinjela ao curry verde caseiro   150

Frango e quiabo ao forno com molho de mostarda   182

Fritada espanhola de batata yacon e queijo feta   89

Guacamole, sour cream e couve crocante   73

Lasanha de pupunha à bolonhesa   70

Lasanha de pupunha gratinada com ragu de linguiça   152

Lula recheada com shimeji e nabo japonês grelhado   188

Macarrão tricolor de legumes com molho cremoso de alho   114

Medalhão de filé-mignon com molho de mostarda e purê de pupunha   172

Muffin de queijo e peru   43

Namorado recheado com risoto de quinoa   184

Nhoque de ricota e espinafre no forno com molho rápido de tomate   102

Omelete francês com queijo emmental e cebolinha   90

Ovo mexido cremoso com bacon   31

Ovos beneditinos no pão nuvem   24

Palitinhos de queijo mineiro   137

Panini de queijo curado   60

Panqueca clássica de carne à bolonhesa   106

Pão de queijo funcional   30

Pão de coco e linhaça   36

Peito de frango cordon bleu empanado com linhaça e fricassê de cogumelos   112

Pernil desfiado com cenoura caramelizada   176

Picadinho de carne com arroz de couve-flor   66

Picadinho de carne com ovo frito e chips de banana-da-terra   86

Pizza de brócolis, queijo mozarela e presunto cru   99

Polvo de panela cozido com vinho tinto e rosti de abobrinha   156

Porpeta recheada com mozarela e molho de tomate com legumes   96

Purê de couve-flor com cogumelos salteados e ovo poché   82

Queijo quente no pão de micro-ondas   64

Quiche de queijo e peito de peru   54

Risoto de couve-flor, abobrinha e bacon   92

Rondelli de berinjela com creme de ricota caseiro e molho pesto   108

Salada Caesar com ovo mollet   56

Salada de ovo da vovó   57

Salmão skin crocante com creme de espinafre   116

Salpicão com palha de beterraba   51

Sanduíche de micro-ondas   40

Shakshuka clássico   174

Torta vegetariana   75

Wrap mexicano de folhas de couve   63

Doces

Barrinha de oleaginosas 135

Biscoitinhos de coco 130

Bolo de baunilha da vovó 35

Bolo de cenoura com calda de cacau 235

Brigadeiro de colher 220

Brownie clássico 219

Cajuzinho low carb 231

Cerejas banhadas no chocolate 126

Cheesecake assado com massa de amêndoa e geleia de mirtilo 210

Cookie gigante com manteiga queimada 224

Cookies de castanha de caju 131

Copinhos de chocolate com amendoim 129

Cupcake de prestígio 216

Frozen iogurte de morango 227

Frutas vermelhas com chantili 220

Geleia de frutas vermelhas 44

Granola de oleaginosas 27

Iogurte caseiro de morango 26

Mingau frio de chia com amêndoas 21

Mix de castanhas com especiarias 126

Musse aerada de mascarpone 227

Muffin de mirtilo e cream cheese 20

Panna cotta de baunilha com coulis de morango 215

Panquecas de cream cheese 44

Sorvete de creme caseiro 223

Suflê de chocolate 70% 228

Torta de limão 232

Waffle 39

Bebidas

Chá gelado adstringente de hibisco, limão e gengibre   201

Chá gelado de laranja com canela   203

Chá indiano quentinho   204

Chai de leite de coco e cúrcuma   204

Gim com infusão de limão e pepino   196

Gim-tônica falso de hortelã e limão   200

Ginger ale caseiro   207

Margarita tradicional   192

Mojito na jarra   200

Moscow mule com mirtilo   193

Sangria pink de morango e espumante   199

Meus agradecimentos a Bia Nunes de Sousa, Mariana Warth, Constança Sabença, Paola Carosella, Luiz Felipe Carneiro, Carolina Montano, William Vianna, Alessandra Ayako, Cynthia Andrade e à toda equipe Magrela.

• •

Copyright de texto e fotos © 2019 Izabel Alvares
Copyright desta edição © 2019 Alaúde Editorial Ltda.

Todos os direitos reservados. Nenhuma parte desta edição pode ser utilizada ou reproduzida – em qualquer meio ou forma, seja mecânico ou eletrônico –, nem apropriada ou estocada em sistema de banco de dados sem a expressa autorização da editora. O texto deste livro foi fixado conforme o acordo ortográfico vigente no Brasil desde 1º de janeiro de 2009.

Edição: Bia Nunes de Sousa
Preparação: Camile Mendrot e Patrícia Vilar (Ab Aeterno)
Revisão: Rosi Ribeiro Melo, Claudia Vilas Gomes
Capa, ilustrações e projeto gráfico: Amanda Cestaro
Fotos: Cora Food Concept
Louças: La Cousine

1ª edição, 2019 (1 reimpressão)
Impresso no Brasil

Dados Internacionais de Catalogação na Publicação (CIP)
(Câmara Brasileira do Livro, SP, Brasil)

Alvares, Izabel
Delícias da Izabel : as receitas low carb que mudaram a minha vida / Izabel Alvares ; [Constança Sabença fotografia]. -- São Paulo : Alaúde Editorial, 2019.

ISBN 978-85-7881-597-4

1. Culinária 2. Dieta de baixo carboidrato - Receitas 3. Gastronomia 4. Narrativas pessoais 5. Receitas (Culinária) I. Sabença, Constança. II. Título.

19-28519   CDD-641.5

Índices para catálogo sistemático:
1. Culinária : Receitas : Economia doméstica 641.5
Maria Alice Ferreira - Bibliotecária - CRB-8/7964

2021
Alaúde Editorial Ltda.
Avenida Paulista, 1337, conjunto 11
São Paulo, SP, 01311-200
Tels.: (11) 3146-9700
www.alaude.com.br
blog.alaude.com.br

Compartilhe a sua opinião sobre este livro usando a hashtag
#DelíciasDaIzabel
nas nossas redes sociais:

 /EditoraAlaude
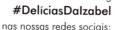 /EditoraAlaude
 /AlaudeEditora